NOMENCLATURE ET CLASSIFICATION

PHARMACEUTIQUES

ACCOMPAGNÉES

D'UNE NOUVELLE MÉTHODE DE FORMULER,

ET

D'UN GRAND NOMBRE DE FORMULES

RÉDIGÉES D'APRÈS CETTE MÉTHODE;

AVEC DES TABLEAUX REPRÉSENTANT D'AUTRES NOMENCLATURES ET CLASSIFICATIONS PHARMACEUTIQUES.

PAR P. J. BÉRAL,

PHARMACIEN A PARIS,

EX-PHARMACIEN EN CHEF DE L'HÔPITAL BEAUJON.

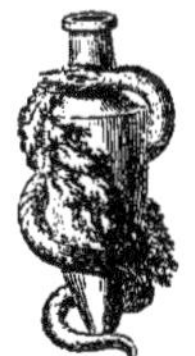

PARIS.

CHEZ L'AUTEUR, RUE DE LA PAIX, N° 12.

1830.

TYPOGRAPHIE DE J. PINARD, IMPRIMEUR DU ROI,

RUE D'ANJOU-DAUPHINE, N° 8.

A PARIS,

Chez
- BAILLIÈRE, libraire, rue de l'École de Médecine, n° 13 bis.
- CHAUDÉ, libraire, rue de la Harpe, n° 56, et rue du Foin, n° 8.
- CROCHARD, libraire, Cloître Saint-Benoît, n° 16, et rue de Sorbonne, n° 3.
- BÉCHET, libraire, place de l'École de Médecine, n° 4.

DE LA NOMENCLATURE ET DE LA CLASSIFICATION

PHARMACEUTIQUES.

Jamais l'étude de la Pharmacie n'a été basée sur une Classification méthodique, uniforme; et l'on peut dire que la Nomenclature des médicamens galéniques est plus défectueuse encore que leur Classification. Il suffit de jeter un instant les yeux sur l'histoire de l'art, pour avoir une explication satisfaisante de ce fait.

Réduite d'abord à un petit nombre de procédés et à certaines préparations empiriques, la Pharmacie fut confondue dans son enfance avec la Médecine : elle s'en sépara plus tard; mais après cette séparation, elle se trouva dans une situation secondaire, et, pour ainsi dire, dans un état d'assujétissement. Dans les siècles de barbarie, elle partagea la destinée commune à toutes les sciences, et dans ceux où l'observation fut en honneur, les hommes marquans se livrèrent peu, il faut le dire, à l'étude de la Pharmacie proprement dite.

La Pharmacie dut au génie des Arabes d'immenses découvertes. La Gomme, la Manne, les Sucs résineux, le Miel, le Sucre, un grand nombre de préparations compliquées qu'ils inventèrent, vinrent changer la face de cette science, qui fut, à la même époque, le véritable berceau de la Chimie, art puissant, immense et infini dans ses résultats. Étroitement unie à cette science, la Pharmacie s'égara plus d'une fois avec elle en cherchant la transmutation des métaux; mais aussi quand, vers la fin du dix-huitième siècle, les sciences chimiques s'élevèrent au rang de connaissances exactes et positives, la Pharmacie ne tarda pas à faire, sous leurs auspices, d'immenses et rapides progrès, et soumit à des procédés plus rationnels toutes ces préparations, nées, l'une après l'autre et sans ordre, des besoins journaliers de la Médecine, souvent dues au hasard, et presque toujours soumises à une aveugle routine. Mais ce n'est pas lorsque la Pharmacie n'existait, pour ainsi dire, point encore, ou, pour mieux dire, lorsqu'elle n'existait que confondue avec la Médecine, qu'elle pouvait s'occuper avec succès de Classification et de Nomenclature; ce n'était pas non plus quand elle s'enrichissait et changeait tous les jours d'aspect par les travaux infatigables des Arabes et de leurs successeurs; ce ne pouvait être pendant nos révolutions chimiques dont elle cherchait à s'approprier les résultats au jour le jour, ni dans des temps plus modernes où une médecine purement expectante dédaignait l'emploi de la plupart des préparations pharmaceutiques, ni enfin à l'époque où une méthode anti-phlogistique encore plus exclusive les proscrivait toutes, ne faisant grâce qu'à la Gomme arabique et à quelques boissons adoucissantes.

Cet exposé rapide, tout incomplet qu'il est, montre que la Pharmacie a été trop long-temps négligée dans son ensemble, et qu'ainsi ont dû subsister cette Classification et cette Nomenclature vicieuses dont on se plaint avec raison depuis si long-temps. Maintenant que des hommes distingués ont attaché leur nom à cette partie de la science, il n'est plus permis de se méprendre sur son importance.

Classification et Nomenclature des médicamens galéniques, tels sont donc les objets sur lesquels une réforme est appelée depuis un grand nombre d'années. Encouragé par d'utiles travaux que j'ai pris pour modèles, j'ai cherché toutefois à les modifier d'une manière avantageuse, et j'ai fait tous mes efforts pour en rendre les résultats plus simples, plus réguliers, dans l'espoir de contribuer à rendre notre Classification pharmaceutique plus méthodique, et la Nomenclature des médicamens moins arbitraire qu'elle ne l'est encore de nos jours.

A l'aide des changemens que j'ai fait subir à la classification de M. Chéreau, j'ai divisé les médicamens en quatorze classes, dans lesquelles viennent naturellement se placer tous ceux qui ont un excipient quelconque. Il est vrai que je n'ai pu faire entrer dans ces quatorze classes, les médicamens qui sont dépourvus d'excipient, ni ceux dont l'excipient est variable, mais on verra qu'en réalité le nombre en est bien peu considérable, si l'on fait abstraction de ceux de ces composés qui ne sont pas de véritables médicamens, et qui n'existent et ne sont employés qu'en considération d'une forme particulière qu'on leur donne.

Après avoir divisé les médicamens en un certain nombre de classes d'après la nature différente des corps qui leur servent d'excipient, en prenant, dis-je, ces derniers pour principale base de la classification, j'ai dû diviser chaque classe en genres. Pour procéder à cette division, j'ai pris en considération soit le mode de préparation des médicamens, soit la nature de leur composition, quelquefois leur forme seulement. Divers motifs, que j'expliquerai plus tard, m'ont porté à partager quelques genres en sous-genres.

La Nomenclature pharmaceutique n'a pas moins d'importance et ne présente pas moins de difficultés que la Classification. Toute nomenclature est l'ensemble des termes techniques d'une science ou d'un art; et une nomenclature n'est bonne qu'autant qu'elle assigne à chaque objet le nom qui lui est propre et qui lui convient le mieux. La Nomenclature chimique est arrivée plus près encore de la perfection: fondée sur la méthode analytique, elle attribue à chaque chose une dénomination fixe et qui rappelle l'origine et la composition des corps qu'elle veut désigner.

Il serait à désirer que l'on pût introduire dans la nomenclature pharmaceutique la précision qui caractérise celle de la Chimie. Plusieurs Pharmaciens se sont occupés depuis peu de temps de ce sujet : c'est pour marcher sur leurs traces et ajouter quelque chose à leurs estimables travaux, que j'ai entrepris cet ouvrage.

Pour désigner convenablement et sans confusion les objets, il faut employer deux sortes de dénominations : l'une générique, c'est-à-dire applicable à plusieurs composés, et l'autre spécifique, c'est-à-dire qui ne convient qu'à un seul composé ou à ses variétés. C'est à cette méthode que je me suis arrêté : elle est simple, uniforme, et applicable à tous les médicamens galéniques. Pour ceux qui ne doivent leurs propriétés qu'à une seule substance, outre l'excipient, cette méthode consiste dans l'emploi de deux mots seulement : l'un générique et l'autre spécifique, que l'on combine pour les désigner sans qu'il puisse en résulter aucune confusion. Quand ces médicamens participent des propriétés de plusieurs substances, aux deux mots déjà indiqués, on en ajoute un troisième qui, servant à les qualifier, annonce suffisamment qu'ils sont composés.

Les noms génériques sont ordinairement formés par ceux des excipiens pharmaceutiques dont ils rappellent la nature : il serait même à désirer qu'ils pussent en dériver tous; mais on est forcé de renoncer à cet avantage, afin de ne pas comprendre sous le même nom générique une foule d'espèces dont la dénomination particulière exigerait dans ce cas, pour être exacte, l'emploi de termes spécifiques trop compliqués. Cet inconvénient, que j'ai voulu éviter, me paraît exister dans les Nomenclatures que l'on a récemment publiées, et dans lesquelles on a beaucoup trop restreint, selon moi, le nombre des genres. Je ferai observer à ce sujet que pour qu'un genre soit convenablement caractérisé, il est nécessaire que toutes les espèces dont il se compose soient le résultat immédiat d'une seule et même opération. Il serait impossible, en agissant autrement, de parvenir à formuler avec méthode, et de rendre simple et facile l'exposé des formules.

Des noms génériques passant aux noms spécifiques, nous verrons que ces derniers, pour tous les médicamens qui ne contiennent qu'une seule substance active, se composent du nom de cette substance joint au nom générique. Quant aux médicamens composés, un nom propre, ordinairement celui de l'inventeur, leur sert de désignation spécifique, et j'avoue que je ne connais pas de meilleur moyen de les désigner le plus exactement et invariablement possible. Cette méthode offre un moyen facile et inépuisable de Nomenclature, tandis que tout autre serait insuffisant, et n'aurait encore réellement qu'une apparence d'exactitude dans la Dénomination.

N. B. Les formules contenues dans cet ouvrage ne doivent être considérées que comme des exemples destinés à faire sentir les avantages de la méthode nouvelle de formuler que j'y ai développée.

DE LA MÉTHODE DE FORMULER ADOPTÉE DANS CET OUVRAGE,

ET FORMULES PROPRES A EN FAIRE SENTIR LES AVANTAGES.

En parlant des Médicamens galéniques, je viens d'énoncer que leurs caractères génériques doivent être fixés de manière à ce que toutes les espèces comprises dans un Genre soient le résultat immédiat d'une seule et même opération, et qu'il en découle une méthode de formuler plus simple et plus rationnelle que celle qui a été généralement suivie jusqu'à ce jour.

Devant appliquer cette méthode aux formules consignées dans cet ouvrage, je vais essayer d'en faire sentir les avantages, en présentant quelques formules rédigées d'après l'ancienne et la nouvelle méthode, et en les comparant.

FORMULES RÉDIGÉES D'APRÈS L'ANCIENNE MÉTHODE.

N° 1.

SIROP D'ABSYNTHE

Préparé par Infusion.

Prenez. { Feuilles d'Absynthe sèches, incisées 3 onces.
Eau commune bouillante........... 24 onces.

Versez l'eau sur l'Absynthe que vous aurez mise dans un vase convenable, et laissez infuser pendant 6 heures. Passez ensuite avec expression à travers un linge, et filtrez au papier. Alors,

Prenez. { Infusé ci-dessus.......................... 16 onces.
Sucre blanc.......................... 32 onces.

Faites dissoudre le sucre dans l'infusé à la chaleur du bain-marie; laissez refroidir et passez au blanchet.

FORMULES RÉDIGÉES D'APRÈS LA NOUVELLE MÉTHODE.

N° 2.

SIROP

d'Hydrolature d'Absynthe.

Prenez. { Hydrolature d'Absynthe prép. au 8e 16 onces.
Sucre blanc.......................... 32 onces.

Faites dissoudre le sucre dans la teinture hydrolique à la chaleur du bain-marie; laissez refroidir et passez au travers d'un blanchet.

OBSERVATIONS. — N° 1. D'après le titre placé en tête de cette formule, on ne devrait y trouver que les détails nécessaires à la préparation d'un *Sirop;* cependant, outre ces détails, on y trouve encore la manière de préparer un *Infusé* qui constitue à lui seul un médicament.

N° 2. Ce Sirop, ainsi que tous les autres, est le produit immédiat de la *Solution,* comme toutes les Hydrolatures sont des produits directs de l'*Infusion*. La formule en est simple et cependant exacte.

N° 3.

SIROP D'ABSYNTHE

Préparé par Distillation.

Prenez. { Feuilles récentes d'Absynthe....... 2 livres.
Eau commune.......................... 16 livres.

Distillez à feu nu pour retirer Eau distillée 4 livres. Alors,

Prenez. { Eau distillée ci-dessus.............. 16 onces.
Sucre blanc.......................... 32 onces.

Faites dissoudre le Sucre dans l'Eau distillée à la chaleur du bain-marie; laissez refroidir et passez au blanchet.

N° 4.

SIROP

d'Hydrolat d'Absynthe.

Prenez. { Hydrolat d'Absynthe................ 16 onces.
Sucre blanc.......................... 32 onces.

Faites dissoudre le Sucre dans l'Hydrolat à la chaleur du bain-marie; laissez refroidir et passez au blanchet.

OBSERVATIONS. — N° 3. Cette formule donne naissance à deux produits différens dont l'un est le résultat de la *Distillation*, et l'autre celui de la *Solution*.

N° 4. Le produit unique de cette formule est, comme l'indique son titre, un Sirop d'Hydrolat d'Absynthe.

N° 5.

SIROP D'HUILE VOLATILE D'ABSYNTHE.

Prenez. { Sucre blanc cassé en morceaux.... 32 onces.
Huile volatile d'Absynthe........... 16 scrup.

Triturez ces deux substances dans un mortier de marbre pour en former un *Oléo-Saccharum*. Alors,

Prenez. { Oléo-Saccharum ci-dessus.......... 32 onces.
Eau pure.............................. 16 onces.

Mêlez et chauffez au bain-marie jusqu'à ce que l'Oléo-Saccharum soit dissout.

N° 6.

SIROP OLÉULIQUE D'ABSYNTHE.

Prenez. { Saccharolé d'Oléule d'Abs. au 48e. 32 onces.
Eau pure.............................. 16 onces.

Faites dissoudre le Saccharolé dans l'eau à la chaleur du bain-marie.

Une once de Sirop contient 8 gouttes d'Oléule.

N° 7.

LOOCH D'AMANDES.

Prenez. { Eau pure............................ 4 onces.
Amandes douces mondées......... 8 gros.

Versez peu à peu l'eau sur les amandes à mesure que vous les pilerez dans un mortier de marbre, et passez ensuite avec expression à travers un blanchet. Alors,

Prenez. { Émulsion ci-dessus.................. 4 onces.
Sucre blanc............................ 2 onces.
Eau distillée de Fleurs d'Oranger. 2 gros.
Gomme adraganthe en poudre..... 12 grains.

Versez peu à peu l'Émulsion sur les autres substances, à mesure que vous les triturerez dans un mortier pour en former un liquide épais.

N° 8.

LOOCH
d'Émulsion d'Amandes.

Prenez. { Émulsion quadruple d'Amandes... 4 onces.
Sucre blanc............................ 2 onces.
Hydrolat de Fleurs d'Oranger.... 2 gros.
Gomme adraganthe en poudre.... 12 grains.

Versez peu à peu l'Émulsion sur les autres substances, à mesure que vous les triturerez dans un mortier pour en former un liquide épais.

Nota. Je donne à ce médicament le nom de *Looch d'Émulsion d'Amandes*, pour le différencier de celui que l'on prépare avec l'Huile d'Amandes rendue émulsive par l'intermède d'un mucilage. Ce dernier doit être nommé *Looch d'Huile d'Amandes*.

Observations. — L'Émulsion d'Amandes constitue à elle seule un médicament dont le mode de préparation doit être consigné au genre Émulsion, et ne doit pas être reproduit en tête de chaque composé dont elle fait partie, et où elle figure comme excipient. C'est pour cette raison que la formule du N° 8 doit remplacer celle du N° 7.

N° 9.

EMPLATRE
d'Oxide rouge de Fer.

Prenez. { Huile d'Olives............................ 5 livres.
Graisse de porc............................ 5 livres.
Litharge en poudre........................ 5 livres.
Cire blanche................................ 5 onces.
Eau commune............................ 5 livres.

Faites un Emplâtre selon l'art. Alors,

Prenez. { Emplâtre ci-dessus.................. 15 livres.
Oxide rouge de Fer................. 1 livre.

Faites liquéfier l'Emplâtre simple et incorporez-y l'Oxide.

N° 10.

STÉARATÉ
de Peroxide de Fer.

Prenez. { Stéarate de Pl. prép. avec la Litharge 15 livres.
Peroxide de Fer...................... 1 livre.

Faites liquéfier le Stéarate et incorporez-y l'Oxide.

Observations. — L'*Oléo-Stéarate* que pour plus de simplicité on nomme *Stéarate de Plomb*, servant d'excipient à tous les Stéaratés, doit être prescrit directement dans leurs formules, et son mode particulier de préparation indiqué au genre Stéarates. La formule N° 10 sera en conséquence substituée à celle marquée N° 9.

OBSERVATIONS GÉNÉRALES.

Par les exemples qui précèdent, et que l'on pourrait multiplier à l'infini, on a dû se former une idée de la différence qui existe entre l'ancienne méthode de formuler et celle que je propose, et en même temps l'on a pu se convaincre de la nécessité d'adopter cette dernière.

Le défaut de l'ancien mode est facile à démontrer. En prenant pour exemple l'Emplâtre d'Oxide rouge de Fer, on voit qu'en se conformant à la méthode ordinaire, l'exposé de la formule est très compliqué. En effet, l'on y voit figurer le mode de préparation du Stéarate de plomb qui en fait la base, et l'on pourrait y trouver les procédés propres à l'extraction de l'Huile et de la Graisse, et à la préparation de la Litharge, parce que ces substances font également partie de l'Emplâtre.

D'après la méthode nouvelle, au contraire, on ne voit figurer dans la formule que les substances directement employées pour obtenir *le Stéaraté de Peroxide de Fer*, immédiatement et par un seul procédé. Je vais consigner ici la formule de la Thériaque, en me conformant aux mêmes principes, pour ajouter un exemple de plus à ceux que j'ai déjà donnés.

ÉLECTUAIRE OPIACE D'ANDROMAQUE.

Prenez.				
	Miel de Narbonne fondu	14 livres.	28 onces.	224.
	Poudre opiacée d'*Andromaque*	4 livres.	8 onces.	64.
	Vin d'Espagne	9 onces.	9 gros.	9.
	Baume de la Mecque	2 onces.	2 gros.	2.
	Térébenthine de Chio	1 once.	1 gros.	1.
			Total.....	300.

Mêlez exactement.

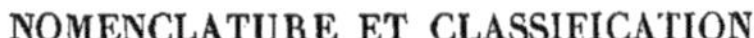

DES RAPPORTS QUI DOIVENT EXISTER

ENTRE LE POIDS DES EXCIPIENS ET CELUI DES SUBSTANCES QUI LEUR SONT ASSOCIÉES POUR LES CONSTITUER MÉDICAMENS.

L'emploi des Médicamens ne peut être suivi d'effets salutaires, qu'autant qu'ils sont pris à des doses convenables qui varient selon l'âge et le tempérament des personnes qui en font usage.

Pour pouvoir déterminer avec précision la dose à laquelle un Médicament doit être administré, il faut connaître non seulement la nature des substances dont il est composé, mais encore la quantité respective de chacune d'elles. Toujours difficile à acquérir, cette dernière connaissance se graverait encore plus difficilement dans la mémoire, si l'on n'établissait pas des rapports simples et réguliers entre le poids des excipiens et celui des substances qui leur sont associées.

Cependant ce n'est que depuis peu que l'on a commencé à établir entre ces rapports une concordance mathématique dont on devra de plus en plus introduire l'usage dans l'art de formuler. C'est ce que nous avons essayé de faire dans cet ouvrage, en nous conformant aux règles suivantes :

1° Dans toute formule, la quantité de chaque substance qui y figure doit, autant que possible, être représentée par un poids rond, comme deux livres, quatre onces, huit gros, douze grains, et non quatre onces et demie, cinq gros et un quart, etc.;

2° Les rapports entre le poids de l'excipient et celui des substances médicamenteuses qui lui sont unies, doivent être établis de telle sorte que le médicament qui résulte de cette union contienne exactement, par exemple, 1/3, 1/4, 1/6e, 1/8e, 1/12e, 1/16e de substance active, et non 1/13e, 1/17e, 1/19e, 1/27e, ou bien encore 1 gros par once, 16 grains par livre, et non 1 gros et 1/2 par once, 19 grains par livre;

3° Les nombres que l'on doit réunir de préférence dans la formule d'un médicament composé, sont ceux qui sont susceptibles d'être divisés plusieurs fois sans qu'il en résulte de fractions.

Pour rendre plus claire la marche à suivre dans la fixation du poids de chaque substance en particulier, par rapport à celui de l'excipient, quelques exemples sont nécessaires.

ALCOOLATURE DE GENTIANE.

PREMIÈRE FORMULE.

Prenez. { Hydralcool.. 16 onces ou 4 onces 1 once 4 gros.
Racine de Gentiane sèche et coupée en morceaux........... 8 gros ou 2 gros 1/2 gros 1/4 gros.

DEUXIÈME FORMULE.

Prenez. { Hydralcool.. 15 onces ou 15 gros 7 gros et 1/2.
Racine de Gentiane sèche et coupée en morceaux........... 1 once ou 1 gros 1/2 gros.

Faites macérer la racine dans l'alcool hydrolisé pendant quinze jours, et filtrez ensuite au papier.

OBSERVATIONS.

La première formule est celle que l'on doit suivre pour préparer l'Alcoolature de Gentiane; premièrement parce que les nombres qui expriment le poids de chaque substance peuvent être divisés plusieurs fois sans présenter de fractions, et secondement parce qu'on peut indiquer par des poids ronds la quantité de Gentiane qui est représentée par 1 livre ou par 1 once d'Alcoolature.

Aucun de ces avantages ne se rencontre dans la seconde formule.

HYDROLÉ

de Deuto-Chlorure de Mercure.

1re FORMULE. — Prenez.	Eau distillée	16 onces	ou	8 onces	4 onces	1 once.
	Deuto-Chlorure de Mercure	8 grains	ou	4 grains	2 grains	½ grain.
2e FORMULE. — Prenez.	Eau distillée	16 onces	ou	8 onces	4 onces.	
	Deuto-Chlorure de Mercure	10 grains	ou	5 grains	2 grains et demi.	

Observations. Dans la première de ces formules, les nombres peuvent être divisés plusieurs fois sans présenter de fractions. Deux grains de Deuto-Chlorure sont représentés par 4 onces d'Hydrolé, et une cuillerée dont le poids est de 4 gros en contient ¼ de grain.

Dans la deuxième, au contraire, il est impossible de diviser les nombres plusieurs fois sans rencontrer des fractions, et la quantité de Chlorure contenue dans 4 onces ou dans 4 gros d'Hydrolé, ne peut pas être exprimée par un poids rond. La première formule doit, en conséquence, être préférée.

HYDROLÉ

de Sulfate de Magnésie.

1re FORMULE. — Prenez.	Eau pure	15 livres	ou	15 onces	15 gros	15 parties.
	Sulfate de Magnésie	1 livre	ou	1 once	1 gros	1 partie.
2e FORMULE. — Prenez.	Eau pure	16 onces	ou	8 onces	4 onces	1 once.
	Sulfate de Magnésie	8 gros	ou	4 gros	2 gros	½ gros.

Observations. Dans la première formule, les nombres 15 et 1 qui représentent le poids de l'eau et celui du sel, ne sont pas tous les deux susceptibles d'être divisés sans fractions; cependant les proportions qui y sont indiquées doivent être suivies dans ce cas, parce que l'Hydrolé qui en résulte contient par exemple 1 once de Sulfate par livre ou 2 gros par verre de 4 onces, ce qui fait justement 1/16e de substance active.

Les proportions indiquées dans la deuxième formule sont moins convenables malgré la régularité que les deux nombres présentent dans leurs divisions, parce que la quantité de Sel contenue dans une once d'Hydrolé, ne peut pas être représentée par un poids entier.

PILULES

de Sulfure d'Antimoine.

1re FORMULE. — Prenez.	Excipient	15 onces	ou	15 gros	15 grains.	
	Sulfure	1 once	ou	1 gros	1 grain.	
2e FORMULE. — Prenez.	Excipient	12 onces	ou	6 onces	3 scrup.	
	Sulfure	4 onces	ou	2 onces	1 scrup.	
3e FORMULE. — Prenez.	Excipient	11 onces	ou	11 gros	11 grains.	
	Sulfure	3 onces	ou	3 gros	3 grains.	

Observations. Les deux premières formules sont également bonnes à suivre; la première, parce qu'elle contient 1/16e de substance active ou ¼ de grain pour chaque Pilule de 4 grains. La deuxième, parce que la substance active y figure pour ¼, ce qui fait 1 grain pour une Pilule de 4 grains.

Dans la troisième formule, on ne rencontre aucun de ces avantages.

DE QUELQUES EXPRESSIONS

EMPLOYÉES POUR DÉSIGNER CERTAINES VARIÉTÉS DE MÉDICAMENS.

Chaque Médicament galénique est composé de substances dont le nombre et la quantité sont déterminés à l'avance dans les Pharmacopées. Mais ces Médicamens ne suffisant pas toujours aux besoins de la Médecine, il est souvent nécessaire de les modifier de manière à ce que les substances qui en constituent la base médicamenteuse, y figurent à des doses plus élevées. Il en résulte des préparations plus énergiques, à la dénomination desquelles on doit ajouter, pour les désigner, les épithètes de *double, triple,* etc., selon que les principes actifs y figurent à des doses *doubles* ou *triples* de celles de la formule primitive. Suivent quelques exemples.

SACCHAROLÉ DE DIGITALE.

Prenez.	Poudre de Sucre	15 parties	16 parties.
	Poudre de Feuilles de Digitale pourprée	1 partie	

SACCHAROLÉ DE DIGITALE, *double.*

Prenez.	Poudre de Sucre	14 parties	16 parties.
	Poudre de Digitale	2 parties	

SACCHAROLÉ D'EXTRAIT DE RATANHIA.

Prenez.	Poudre de Sucre	11 parties	12 parties.
	Poudre d'Extrait de Ratanhia	1 partie	

SACCHAROLÉ D'EXTRAIT DE RATANHIA, *double.*

Prenez.	Poudre de Sucre	10 parties	12 parties.
	Poudre d'Extrait de Ratanhia	2 parties	

LIPAROLÉ DE SOUFRE.

Prenez.	Graisse de porc	5 parties	6 parties.
	Soufre sublimé et lavé	1 partie	

LIPAROLÉ DE SOUFRE, *double.*

Prenez.	Graisse de porc	4 parties	6 parties.
	Soufre sublimé et lavé	2 parties	

LIPAROLÉ DE CALOMEL.

Prenez.	Graisse de porc	7 parties	8 parties.
	Proto-Chlorure de Mercure	1 partie	

LIPAROLÉ DE CALOMEL, *double.*

Prenez.	Graisse de porc	6 parties	8 parties.
	Proto-Chlorure de Mercure	2 parties	

COPAHU CAMPHRÉ.

Prenez. { Copahu........ 23 parties / Camphre........ 1 partie } 24 parties.

COPAHU *doublement camphré.*

Prenez. { Copahu........ 22 parties / Camphre........ 2 parties } 24 parties.

COPAHU *camphré au triple.*

Prenez. { Copahu........ 21 parties / Camphre........ 3 parties } 24 parties.

POIX ÉMÉTISÉE.

Prenez. { Poix de Bourgogne........ 7 parties / Tartrate de Potasse antimonié........ 1 partie } 8 parties.

POIX *doublement émétisée.*

Prenez. { Poix de Bourgogne........ 6 parties / Tartrate de Potasse antimonié........ 2 parties } 8 parties.

STÉARATÉ D'ACÉTATE DE CUIVRE.

Prenez. { Stéarate de Plomb préparé avec la Litharge........ 11 parties / Acétate de Cuivre en poudre........ 1 partie } 12 parties.

STÉARATÉ D'ACÉTATE DE CUIVRE, *double.*

Prenez. { Stéarate de Plomb préparé avec la Litharge........ 10 parties / Acétate de Cuivre en poudre........ 2 parties } 12 parties.

ÉTHÉROLÉ DE CAMPHRE.

Prenez. { Ether sulfurique........ 15 parties / Camphre........ 1 partie } 16 parties.

ÉTHÉROLÉ DE CAMPHRE, *double.*

Prenez. { Ether sulfurique........ 14 parties / Camphre........ 2 parties } 16 parties.

ÉTHÉROLÉ DE CAMPHRE, *quadruple.*

Prenez. { Ether sulfurique........ 12 parties / Camphre........ 4 parties } 16 parties.

Préparation	Degré	Ingrédient	Dose
HYDROLÉ D'ACIDE SULFURIQUE	simple	Eau distillée	16 onces.
		Acide à 66 degrés	16 gouttes.
	double	Eau	16 onces.
		Acide	32 gouttes.
	triple	Eau	16 onces.
		Acide	48 gouttes.
	quadruple	Eau	16 onces.
		Acide	64 gouttes.
HYDROLÉ D'ACIDE TARTARIQUE	simple	Eau distillée	16 onces.
		Acide	32 grains.
	double	Eau	16 onces.
		Acide	64 grains.
HYDROLÉ DE NITRATE DE POTASSE	simple	Eau pure	16 onces.
		Nitrate de Potasse	4 scrup.
	double	Eau	16 onces.
		Nitrate	8 scrup.
ALCOOLATURE DE CAÏNCA	simple	Hydralcool	16 onces.
		Racine de Caïnca en poudre	16 gros.
	double	Hydralcool	16 onces.
		Racine de Caïnca en poudre	32 gros.
ALCOOLATURE DE RATANHIA	simple	Hydralcool	16 onces.
		Racine de Ratanhia en poudre	2 onces.
	double	Hydralcool	16 onces.
		Racine de Ratanhia en poudre	4 onces.
OENOLATURE DE QUINQUINA	simple	Vin de Malaga	16 onces.
		Quinquina en poudre	8 gros.
	double	Vin de Malaga	16 onces.
		Quinquina en poudre	16 gros.
	triple	Vin de Malaga	16 onces.
		Quinquina en poudre	24 gros.

Préparation	Dose	Ingrédients	Quantité	Total
HYDROLATURE DE SENNÉ	au 16e.	Eau bouillante	16 onces.	
		Feuilles de Senné	1 once.	
	au 8e.	Eau bouillante	16 onces.	
		Feuilles de Senné	2 onces.	
	au 4e.	Eau bouillante	16 onces.	
		Feuilles de Senné	4 onces.	
ACÉTOLATURE DE SCILLE	au 20e.	Vinaigre	20 onces.	
		Squammes desséchées de Scille	1 once.	
	au 10e.	Vinaigre	20 onces.	
		Squammes desséchées de Scille	2 onces.	
	au 5e.	Vinaigre	20 onces.	
		Squammes desséchées de Scille	4 onces.	
ALCOOLÉ DE CAMPHRE	au 24e.	Alcool	23 parties.	24 onces.
		Camphre	1 once.	
	au 16^e	Alcool	15 onces.	16 onces.
		Camphre	1 once.	
	au 8e.	Alcool	7 onces.	8 onces.
		Camphre	1 once.	
	au 4e.	Alcool	3 onces.	4 onces.
		Camphre	1 once.	
	à p. ég.	Alcool	1 once.	2 onces.
		Camphre	1 once.	
LIPAROLÉ DE MERCURE	au 8e.	Graisse	7 livres.	8 livres.
		Mercure	1 livre.	
	au 4e.	Graisse	3 livres.	4 livres.
		Mercure	1 livre.	
	à p. ég.	Graisse	1 livre.	2 livres.
		Mercure	1 livre.	
HYDROLÉ DE SUCRE	au 12e.	Eau	11 parties.	12 parties.
		Sucre	1 partie.	
	au 6e.	Eau	5 parties.	6 parties.
		Sucre	1 partie.	
	à $^1/_3$.	Eau	2 parties.	3 parties.
		Sucre	1 partie.	
HYDROLÉ DE GOMME	au 6e.	Eau	5 onces.	6 onces.
		Gomme	1 once.	
	à $^1/_3$.	Eau	2 onces.	3 onces.
		Gomme	1 once.	
	à p. ég.	Eau	1 once.	2 onces.
		Gomme	1 once.	

DE LA NÉCESSITÉ DE COMPLÉTER PAR UN ADJECTIF,

la Dénomination de certains Médicamens.

Dans l'intention de modifier les propriétés de divers médicamens, on ajoute quelquefois une ou plusieurs substances à celles dont ils sont formés. Lorsque cette addition consiste en une substance seulement, il faut éviter de les considérer comme des médicamens composés, et ne les regarder que comme de simples variétés. Pour indiquer néanmoins l'addition dont il s'agit, et faire connaître le corps ajouté, il faut joindre à leur dénomination ordinaire, un adjectif formé du nom même de la substance qui leur est associée. Suivent quelques exemples.

ÉMULSION D'AMANDES DOUCES.

Prenez.	Eau pure	16 onces.
	Amandes douces mondées de leur pellicule	8 gros.

Faites une Émulsion selon l'art.

ÉMULSION D'AMANDES	*saccharidée*	Émulsion	15 onces.
		Sucre	1 once.
	vanillée	Émulsion	15 onces.
		Saccharure de Vanille	1 once.
	tolutanée	Émulsion	15 onces.
		Sirop hydrolique de Tolu	1 once.
	safranée	Émulsion	15 onces.
		Sirop d'Hydrolature de Safran	1 once.
	lactucée	Émulsion	14 onces.
		Hydrolat de Laitue	2 onces.
	camphrée	Émulsion	14 onces.
		Hydrolé de Camphre	2 onces.
	hyosciamée	Émulsion	16 onces.
		Saccharure de Jusquiame	2 gros.
	nitrée	Émulsion	16 onces.
		Nitrate de Potasse	8 grains.
	lupulinée	Émulsion	16 onces.
		Alcoolé de Lupuline	4 scrup.
	mercurielle	Émulsion	15 onces.
		Hydrolé de Deuto-Chlorure de M. ammoniacal.	1 once.

TISANE DE GUIMAUVE.

Prenez.	Hydrolature de Racine de Guimauve.......	15 onces.	dans 1 verre...........	Sirop........	2 gros.
	Sirop hydrolique simple......................	1 once.			

TISANE DE GUIMAUVE, *nitrée*.

Prenez.	Tisane de Guimauve..........................	16 onces.	dans 1 verre...........	Nitre.........	2 grains.
	Nitrate de Potasse............................	8 grains.			

TISANE DE GUIMAUVE, *gommée*.

Prenez.	Tisane de Guimauve..........................	15 onces.	dans 1 verre...........	Gomme.....	1 gros.
	Hydrolé de Gomme à parties égales.........	1 once.			

TISANE DE GUIMAUVE, *émulsionnée*.

Prenez.	Hydrolature de Racine de Guimauve........	11 onces.	dans 1 verre...........	Émulsion...	1 once.
	Sirop hydrolique simple......................	1 once.			
	Émulsion d'Amandes douces.................	4 onces.			

TISANE DE GUIMAUVE, *camphrée*.

Prenez.	Hydrolature de Racine de Guimauve........	11 onces.	dans 1 verre...........	Camphre....	1 grain.
	Sirop hydrolique simple......................	1 once.			
	Hydrolé de Camphre..........................	4 onces.			

ALCOOLÉ D'AMMONIAQUE.

Prenez.	Alcool rectifié à 30 degrés....................	20 onces.	dans 1 once...........	Ammon. liq.	4 scrup.
	Ammoniaque liq. à 22 degrés.................	4 onces.			

ALCOOLÉ D'AMMONIAQUE, *lavandulé*.

Prenez.	Alcoolé d'Ammoniaque........................	23 onces.	dans 1 once...........	Oléule.......	1 scrup.
	Oléule de Lavande............................	1 once.			

ALCOOLÉ D'AMMONIAQUE, *rosmariné*.

Prenez.	Alcoolé d'Ammoniaque........................	23 onces.	dans 1 once...........	Oléule.......	1 scrup.
	Oléule de Romarin............................	1 once.			

ALCOOLÉ D'AMMONIAQUE, *ambré*.

Prenez.	Alcoolé d'Ammoniaque........................	23 onces.	dans 1 once...........	Ambre.......	1/2 grain.
	Alcoolature d'Ambre..........................	1 once.			

ALCOOLE D'AMMONIAQUE, *succiné*.

Prenez.	Alcoolé d'Ammoniaque........................	23 onces.	dans 1 once...........	Pyroléule...	1 scrup.
	Pyroléule de Succin..........................	1 once.			

ŒNOLÉ DE SUCRE.

Prenez.	Vin de Bordeaux	12 onces.
	Sucre blanc	4 onces.

ŒNOLÉ DE SUCRE	*cinnamomé.*	Vin de Bordeaux	12 onces.
		Sucre blanc	2 onces.
		Saccharure de Canelle	2 onces.
	caryophyllé	Vin de Bordeaux	12 onces.
		Sucre blanc	2 onces.
		Saccharure de Girofles	2 onces.
	vanillé	Vin de Bordeaux	12 onces.
		Sucre blanc	2 onces.
		Saccharure de Vanille	2 onces.

LOOCH D'AMANDES DOUCES.

Prenez.	Émulsion quadruple d'Amandes douces	4 onces.
	Sirop hydrolique simple	2 onces.
	Gomme adraganthe en poudre	12 grains.

LOOCH D'AMANDES	*cinnamomé.*	Looch d'Amandes	6 onces.
		Hydrolat de Canelle	2 gros.
	opiacé	Looch d'Amandes	5 onces.
		Sirop hydrolique d'Extrait d'Opium	1 once.
	kermétisé	Looch d'Amandes	6 onces.
		Sous-hydrosulfate d'Antimoine	2 grains.
	vanillé	Looch d'Amandes	6 onces.
		Saccharure de Vanille	2 gros.
	succiné	Looch d'Amandes	6 onces.
		Hydrolat pyrogéné de Succin	12 gouttes.
	tolutané	Looch d'Amandes	6 onces.
		Saccharure de Tolu	2 gros.
	scillitique	Looch d'Amandes	6 onces.
		Saccharure de Scille	2 gros.

SYNONYMIE DES GENRES.

CLASSES.	GENRES.	NOMS ANCIENS CORRESPONDANS.
HYDROLIQUES	1. Hydrolés	Solutions aqueuses.
	Hydrols	Eaux minérales.
	Mucilages	Mucilages.
	2. Hydrolats	Eaux distillées.
	3. Hydrolatures	Infusions et Décoctions.
	Bouillons	Bouillons.
	4. Émulsions	Émulsions.
	5. Limonades	Limonades.
	6. Tisanes	Infusions et Décoctions sucrées.
	7. Potions	Potions et Juleps à l'état de liquides parfaits.
	8. Mixtures	Potions et Mixtures à l'état de liquides imparfaits.
	9. Loochs	Loochs.
	Laitages	Médicamens laiteux à l'état liquide.
	Hydrolotifs	Lotions, Injections, Lavemens; Douches, Bains, Pédiluves; Collyres, Gargarismes.
ALCOOLIQUES	10. Alcoolés	Solutions alcooliques.
	11. Alcoolats	Alcoolats ou Esprits aromatiques. Médicamens spiritueux préparés par *Distillation*.
	12. Alcoolatures	Teintures alcooliques. Élixirs médicinaux spiritueux.
	13. Elixirs	Élixirs de table préparés par *Distillation*. Huiles ou Crêmes spiritueuses.
	14. Ratafias	Élixirs de table préparés par *Macération*. Ratafias.
	Alcoolotifs	Linimens et Lotions alcooliques. Baumes spiritueux.
ÉTHÉROLIQUES	15. Éthérolés	Éthers médicamenteux préparés par *Solution*.
	16. Éthérolats	Médicamens éthérés préparés par *Distillation*. Éthérats.
	17. Éthérolatures	Teintures éthérées.
	Éthérolotifs	Lotions éthérées. Linimens éthérés.

CLASSES.	GENRES.	NOMS ANCIENS CORRESPONDANS.
ACÉTOLIQUES......	18. Acétolés........	Vinaigres médicinaux préparés par *Solution*.
	19. Acétolats........	Vinaigres médicinaux préparés par *Distillation*.
	20. Acétolatures....	Vinaigres médicinaux préparés par *Macération*. Teintures acéteuses.
	Acétolotifs.....	Lotions acéteuses. Linimens acétiques.
OENOLIQUES........	21. Œnolés.........	Vins médicinaux préparés par *Solution*.
	22. Œnolatures....	Vins médicinaux préparés par *Macération*.
	Œnolotifs.....	Lotions et Injections vineuses. Gargarismes préparés au vin.
BRYTOLIQUES......	23. Brytolés.........	Bières médicinales préparées par *Solution*.
	24. Brytolatures....	Bières médicinales préparées par *Macération*.
ÉLÆOLIQUES.......	25. Elæolés.........	Huiles fixes médicamenteuses.
OLÉULIQUES........	26. Oléulés.........	Huiles volatiles médicamenteuses.
	Campholéules.	Huiles volatiles camphrées.
	Phospholéules.	Huiles volatiles phosphorées.
	Sulfoléules.....	Huiles volatiles sulfurées. Baumes sulfureux.
LIPAROLIQUES.....	27. Liparolés.......	Pommades non-résineuses. Graisses médicamenteuses.
	28. Liparoïdés......	Graisses médicamenteuses avec excipient composé. Pommades non-résineuses avec excipient composé. Onguens non-résineux avec excipient composé.
RÉTINOLIQUES.....	29. Rétinolés.......	Substances résineuses unies à d'autres médicamens.
	30. Rétinoïdés......	Emplâtres résineux avec excipient composé. Onguens-résineux avec excipient composé.
STÉARATOLIQUES.	31. Stéaratés........	Emplâtres métalliques.
	32. Saponés........	Savon chargé de principes médicamenteux.
	33. Saponures......	Pâtes formées de Savon en poudre et de Résines liquides. Pâtes formées de Savon en poudre et d'Extraits mous.
	34. Saponulés......	Oppodeldochs.

CLASSES.	GENRES.	NOMS ANCIENS CORRESPONDANS.
	35. Candis..........	Candis.
	36. Glacés..........	Glacés.
	37. Condits.........	Condits.
	38. Saccharolés.....	Poudres composées à base de *Sucre*.
	39. Saccharures....	Sucre rendu médicamenteux par les *Teintures*.
	40. Grains..........	Grains.
	41. Pastilles.........	Pastilles à la goutte.
	42. Tablettes.......	Tablettes.
SACCHAROLIQUES.	43. Gelées..........	Gelées, Confitures.
	44. Pâtes saccharines......	Pâtes.
	Crêmes.........	Crêmes.
	45. Conserves......	Conserves. Marmelades.
	46. Electuaires.....	Électuaires, Confections. Opiats composés.
	47. Sirops..........	Sirops.
	48. Melléolés.......	Miel rendu médicamenteux par l'addition de quelq. *Poudre*.
	49. Hydromellés...	Mellites aqueux.
MELLÉOLIQUES....	50. Alcoomellés....	Mellites spiritueux.
	51. Acétomellés....	Oximels.
	52. Œnomellés....	Mellites vineux.
	53. Pâtes féculagineuses.	Pâtes.
AMIDOLIQUES......	54. Colles...........	Colles.
	Féculages......	Colles préparées avec les *Fécules*.
	Bouillies........	Bouillies.
	55. Espèces.........	Espèces.
	56. Poudres.........	Poudres.
	Torréfacts.....	Substances torréfiées.
	57. Pulpes..........	Pulpes.
	58. Extraits.........	Extraits.
	59. Pilules..........	Pilules.
	60. Masticatoires...	Masticatoires.
APPENDICE...........	61. Cataplasmes....	Cataplasmes, Sinapismes.
	62. Fumigations....	Fumigations.
	63. Suppositoires..	Suppositoires.
	64. Escharotiques..	Escharotiques.
	65. Bougies.........	Bougies.
	66. Sparadraps.....	Sparadraps.
	67. Sachets.........	Sachets.

TABLEAU

DE LA CLASSIFICATION DES MÉDICAMENS HYDROLIQUES.

HYDROLIQUES.	1re *Série*...	HYDROLÉS..........	proprement dits... Hydrols............. Mucilages..........	Excipient, Eau.
		HYDROLATS.......	simples............. composés.......... pyrogénés..........	Excipient, Eau.
		HYDROLATURES..	végétales.......... animales...........	Excipient, Eau.
		ÉMULSIONS.........	huileuses.......... résineuses.........	Excipient, Eau.
	2e *Série*....	LIMONADES........	minérales.......... végétales..........	Excipient, Hydrolés.
		TISANES.............	simples............. composées.........	Excipient, Hydrolatures.
		POTIONS............	altérantes.......... purgatives..........	Excipiens, Hydrolés. Hydrolats. Hydrolatures.
		MIXTURES..........	altérantes.......... purgatives..........	Excipiens, Hydrolés. Hydrolats. Hydrolatures.
		LOOCHS.............	huileux............. résineux...........	Excipient, Émulsions.
	Appendice.	LAITAGES...........	proprement dits... Laits médicam.....	Excipient, Lait et Pet. L.
		HYDROLOTIFS....	simples............. composés..........	Excipient, Eau.

Nota. L'Eau est l'excipient de tous les Hydroliques, mais dans l'exposé des formules, les médicamens de la première série jouent le rôle d'excipient par rapport à ceux de la seconde.

DES MÉDICAMENS HYDROLIQUES.

L'Eau, à l'état liquide, jouit de la propriété de dissoudre certains principes d'un grand nombre de substances médicamenteuses, de se mêler d'une manière plus ou moins complète avec d'autres liquides, et de tenir enfin en suspension certains corps qu'elle ne peut pas dissoudre.

Ainsi pourvue de principes nouveaux empruntés à d'autres corps en vertu de cette triple propriété, et possédant des qualités toutes nouvelles, l'Eau constitue des médicamens nommés *Hydroliques*.

Ces Médicamens forment deux séries, suivies d'un appendice.

Dans la première série figurent premièrement ceux que produit l'union immédiate de l'eau pure avec des corps qu'elle dissout en entier, et secondement ceux qui résultent de son action sur des substances dont elle ne dissout que certains principes. Cette première série comprend quatre genres bien caractérisés, qui sont : *les Hydrolés, les Hydrolats, les Hydrolatures* et *les Emulsions*.

A ces quatre premiers genres d'Hydroliques se rattachent trois sous-genres, dont les deux premiers, les *Hydrols* ou Eaux minérales, et les *Mucilages*, dépendent des Hydrolés, tandis que le troisième comprend les *Bouillons*, ou Hydrolatures de substances animales.

La seconde série renferme cinq genres de médicamens moins bien caractérisés que ceux que nous venons d'indiquer, et que l'on pourrait même, jusqu'à un certain point, confondre avec eux, circonstance qu'il faut noter avant tout, parce qu'elle tient à ce que les médicamens de la première série jouent le rôle d'excipient par rapport à ceux de la seconde. Ces cinq genres comprennent des médicamens si nombreux, si variés, d'un usage si général et si fréquent en médecine, qu'ils méritent par cela même d'occuper une place particulière, de former des genres à part, afin que l'on puisse éviter toute confusion, en conservant les dénominations simples et usitées qu'ils possèdent depuis si long-temps. Il suffit de nommer *les Limonades, les Tisanes, les Potions, les Mixtures* et *les Loochs* qui forment ces cinq genres, pour justifier les courtes considérations qui précèdent.

A la suite des deux séries principales, viennent naturellement, sous le nom de *Laitages*, tous les médicamens liquides dont le Lait fait la base, et qui, moins encore que les Eaux minérales, pourraient être confondus avec les autres médicamens hydroliques.

Viennent enfin les *Hydrolotifs*, genre parasite qui peut comprendre successivement tous les médicamens de la première série, et qui n'a été créé que pour pouvoir donner une dénomination spéciale à tous ceux de ces Hydroliques qui sont exclusivement destinés à l'usage externe.

Lorsque les Hydroliques sont simples, on les désigne par le nom de leur genre auquel on joint celui de la substance qui les constitue médicamens. Lorsqu'ils sont composés, au nom générique on joint un adjectif, et on se sert d'un nom propre, ordinairement de celui de l'inventeur, pour désigner chacun de ces Hydroliques d'une manière distincte.

La Classification et la Nomenclature de ces Médicamens sont loin de la perfection; mais il y a bien des difficultés à vaincre pour y parvenir. C'est ce que MM. *Henry* et *Guibourt* ont bien senti, lorsque, dans leur *Pharmacopée raisonnée,* ils ont dit, en parlant de ceux de la seconde série : « Ces Médicamens sont tellement multipliés et modifiés, qu'ils forment une « des parties les plus difficultueuses de la Classification et de la Nomenclature pharma- « ceutiques. »

DES HYDROLÉS

proprement dits.

Les Hydrolés sont des médicamens liquides, formés d'eau et de principes médicamenteux qui y sont unis en totalité, par solution directe. Ils ne fournissent point d'Extraits par concentration, ce qui les distingue des Hydrolatures qui en fournissent toujours. C'est par leur mode de préparation qu'ils diffèrent essentiellement des Hydrolats, ces derniers résultant de la distillation.

On les obtient par la solution dans l'eau d'un corps simple, d'un acide, d'une substance saline, ou de l'un des principes immédiats des végétaux ou des animaux, pur ou peu mélangé.

Les Hydrolés doivent être de nature à pouvoir être introduits utilement dans l'estomac. Ils changent de nom, et sont appelés *Hydrolotifs,* toutes les fois qu'ils sont spécialement destinés à être employés à l'extérieur du corps, ou à être injectés dans les cavités autres que l'estomac.

EXEMPLES.

HYDROLÉS.	*d'Acétate de Potasse...*	Eau distillée..............................	16 onces.	1 once.	48
		Acétate de Potasse......................	8 scrup.	12 grains.	1
	de Nitrate de Potasse...	Eau pure..................................	16 onces.	1 once.	96
		Nitrate de Potasse........................	4 scrup.	6 grains.	1
	de Sulfate de Magnésie.	Eau distillée..............................	15 onces.	15 gros.	15
		Sulfate de Magnésie......................	1 once.	1 gros.	1
HYDROLÉS.	*d'Acide tartarique......*	Eau pure..................................	16 onces.	1 once.	288
		Acide tartarique.........................	32 grains.	2 grains.	1
	d'Acide sulfurique......	Eau distillée..............................	16 onces.	1 verre.	576
		Acide sulfurique..........................	16 gouttes.	4 gouttes.	1
HYDROLÉS.	*de Camphre.............*	Eau distillée..............................	16 onces.	1 cuiller.	576
		Camp. diss. par l'Alc. et préc. par l'Eau.	16 grains.	½ grain.	1
	de Sucre.................	Eau pure..................................	15 onces.	15 gros.	15
		Sucre blanc...............................	1 once.	1 gros.	1
	d'Éther.................	Eau distillée..............................	23 onces.	23 gros.	23
		Éther sulfurique..........................	1 once.	1 gros.	1

DES HYDROLS,

sous-genre des Hydrolés.

Sous le nom d'*Hydrols,* nous proposons de comprendre tous les Hydrolés composés, vulgairement connus sous celui d'*Eaux minérales.*

Les Eaux minérales étant des produits naturels qui constituent de véritables Hydrolés composés, il était nécessaire de les distinguer avec soin des autres Hydrolés qui sont ordinairement simples ; et cette distinction était d'autant plus nécessaire, que les Eaux minérales ont une origine toute différente, ainsi que des usages et un mode d'emploi particuliers. Le mot *Hydrol* nous a paru convenable pour les désigner, parce que ses dérivés s'appliquent au plus grand nombre des médicamens dans lesquels l'eau figure comme excipient, et que les Eaux minérales doivent être considérées plutôt comme des variétés de l'eau, que comme des préparations nées des besoins de l'homme et des procédés de la Chimie.

Principalement chargées de substances acides, alcalines et salines, les Eaux minérales naturelles sont imitées et plus ou moins fidèlement contrefaites par l'art, circonstance qui permettrait jusqu'à un certain point de les confondre sous la même dénomination; mais comme il n'est pas suffisamment prouvé que les Eaux minérales factices soient toujours, dans leur composition intime et dans leurs effets curatifs, identiquement les mêmes que celles qu'on puise aux sources, il est nécessaire d'admettre deux sortes d'Hydrols, les naturels et les artificiels.

Les Hydrols sont nommés *acidules gazeux, salins, ferrugineux,* et *sulfureux,* suivant la nature des principes qui leur donnent leurs caractères dominans.

Leur dénomination particulière se compose du nom générique auquel est joint un adjectif qui les qualifie, et d'un terme spécifique qui est ordinairement un nom propre, de ville ou de contrée.

EXEMPLES.

HYDROLS ARTIFICIELS.	HYDROL SODAÏQUE DE VICHY.	Eau distillée	16 onces.	ou	1 verre.
		Bi-Carbonate de Soude	64 grains.	ou	16 grains.
		Hydro-Chlorate de Chaux	4 grains.	ou	1 grain.
		Sulfate de Soude	4 grains.	ou	1 grain.
		Chlorure de Sodium	2 grains.	ou	1/2 grain.
		Hydro-Chlorate de Magnésie	1 grain.	ou	1/4 grain.
		Proto-Sulfate de Fer	1/4 grain.	ou	1/16 grain.
		Acide carbonique	2 volum.	ou	2 volum.
	HYDROL SODAÏQUE DE SELTZ.	Eau distillée	16 onces.	ou	1 verre.
		Bi-Carbonate de Soude	20 grains.	ou	5 grains.
		Hydro-Chlorate de Magnésie	12 grains.	ou	3 grains.
		Chlorure de Sodium	12 grains.	ou	3 grains.
		Hydro-Chlorate de Chaux	8 grains.	ou	2 grains.
		Acide carbonique	5 volum.	ou	5 volum.

DES MUCILAGES,

sous-genre des Hydrolés.

Le principe muqueux des végétaux est désigné en Pharmacie par le mot *Mucilage,* lorsqu'il est à l'état d'un liquide épais et visqueux. Par le même mot on désigne également les Hydrolés de Gommes, lorsqu'ils ont la même consistance.

Les Mucilages pharmaceutiques sont donc des liquides épais et visqueux, résultant de la solution ou de la division dans l'eau, d'un principe muqueux ou gommeux.

Les Mucilages gommeux sont inodores lorsqu'ils ont l'eau pour excipient, et aromatiques quand les Hydrolats remplissent ce rôle à leur égard.

La dénomination particulière de chacun de ces médicamens se compose du nom générique *Mucilage,* et du nom, soit de la substance qui fournit le principe muqueux, soit de la gomme dont ils sont composés.

MUCILAGE DE COINGS.

Prenez.				
	Eau commune à 80 degrés de température	6 onces.	ou	8 gros. 6.
	Semences de Coings, sèches et entières	1 once.		4 scrup. 1.

Versez l'eau sur les semences, et faites digérer le mélange sur des cendres chaudes pendant deux heures, en ayant soin de remuer de temps en temps; passez ensuite avec expression au travers d'un linge clair.

MUCILAGE DE LIN.

Prenez.				
	Eau commune bouillante	6 onces.	ou	4 gros. 6.
	Semences de Lin cultivé, sèches et entières	1 once.		2 scrup. 1.

Versez l'eau sur les semences, et faites digérer le mélange sur des cendres chaudes pendant deux heures, en ayant soin d'agiter de temps en temps. Passez ensuite avec expression au travers d'un tissu de laine.

MUCILAGE DE PSYLLIUM.

Prenez.				
	Eau bouillante	6 onces.	ou	8 gros. 6.
	Semences de Plantain Psyllium	1 once.		4 scrup. 1.

Versez l'eau sur les semences, et faites digérer le mélange au bain-marie pendant deux heures, en ayant soin de remuer de temps en temps; passez ensuite avec expression au travers d'un tissu peu serré.

MUCILAGE DE GOMME DU SÉNÉGAL.

Prenez.				
	Eau pure	8 onces.	ou	2 gros. 2.
	Gomme du Sénégal	4 onces.		1 gros. 1.

MUCILAGE DE GOMME DU SENÉGAL,
cinnamomé.

Prenez.				
	Hydrolat de Canelle	8 onces.	ou	8 gros. 2.
	Gomme du Sénégal	4 onces.		4 gros. 1.

DES HYDROLATS.

En distillant de l'eau sur des fleurs odorantes ou sur d'autres substances aromatiques, le plus ordinairement végétales, on obtient des liquides incolores auxquels M. Chéreau a donné le nom d'*Hydrolats*.

Formés d'eau et d'oléules ou d'autres principes volatils fournis par les substances soumises à la distillation, les Hydrolats sont sapides. On les emploie souvent en médecine.

Entièrement vaporisables, ils ont dû être séparés des Hydrolatures qui fournissent des Extraits par la concentration. Préparés par *distillation*, ils ont dû être séparés des Hydrolés, ces derniers résultant toujours de la simple *solution*.

Ces médicamens sont simples ou composés, selon qu'ils participent des propriétés d'une ou de plusieurs substances.

Les Hydrolats que nous nommons *pyrogénés*, sont ceux que l'on obtient lorsque l'on soumet des substances végétales ou animales à l'action immédiate du feu, en vase clos.

HYDROLAT DE VALÉRIANE.

Prenez.	Eau commune	32 livres	ou	4 onces.	16.
	Racine de Valériane officinale, sèche et coupée	2 livres		2 gros.	1.

Mettez la racine dans la cucurbite d'un alambic; versez l'eau par dessus; montez l'appareil, et distillez selon l'art pour obtenir, *Hydrolat*........ 8 livres ou 1 once. 4.
ou quatre fois la quantité de la Valériane employée.

HYDROLAT DE CANELLE.

Prenez.	Eau commune	24 livres	ou	3 onces.	24.
	Canelle de Ceylan contuse	16 onces		1 gros.	1.

Versez l'eau sur la Canelle que vous aurez mise auparavant dans la cucurbite d'un alambic; montez l'appareil, et après 24 heures de macération, distillez pour retirer, *Hydrolat*........ 8 livres ou 1 once. 8.
ou huit fois la quantité de la Canelle employée.

HYDROLAT DE CAMOMILLE.

Prenez.	Eau commune	32 livres	ou	8 onces.	8.
	Fleurs sèches de Camomille romaine	4 livres		1 once.	1.

Versez l'eau sur les fleurs préalablement placées dans la cucurbite d'un alambic; montez l'appareil, et distillez pour obtenir, *Hydrolat*........ 8 livres ou 2 onces. 2.
ou deux fois la quantité de la Camomille employée.

HYDROLAT DE FLEURS DE SUREAU.

Prenez.	Eau commune	32 livres	ou	8 onces.	8.
	Fleurs sèches de Sureau noir	4 livres		1 once.	1.

Placez les fleurs dans la cucurbite d'un alambic; versez l'eau par dessus; montez l'appareil, et distillez pour obtenir, *Hydrolat*........ 8 livres ou 2 onces. 2.
ou deux fois la quantité des fleurs employées.

DES HYDROLATURES VÉGÉTALES.

De l'action directe de l'eau portée à des degrés différens de température, sur des substances végétales susceptibles de céder à ce menstrue des parties extractives, résultent des *Teintures* auxquelles nous donnons le nom d'*Hydrolatures*.

Formées d'eau et de principes médicamenteux qui y sont unis par *Macération*, par *Infusion* ou par *Décoction*, les Hydrolatures se distinguent de tous les autres médicamens hydroliques, par la propriété qu'elles ont de donner des *Extraits* pour résultat de la concentration. Toujours plus ou moins colorées, elles ne peuvent encore, par cette raison, être confondues avec les Hydrolats qui sont incolores.

Les Hydrolatures sont simples ou composées, selon qu'elles résultent de l'action de l'eau sur une ou sur plusieurs substances.

HYDROLATURE
de Racine de Guimauve.

Prenez.	Racine de Guimauve officinale, sèche et coupée	24 onces	ou	12 gros.	48.
	Eau pure	4 gros		18 grains.	1.

Faites bouillir la racine dans l'eau pendant 10 minutes, retirez du feu et laissez refroidir. Passez ensuite au travers d'un tissu; laissez déposer, et décantez, *Hydrolature* .... 16 onces ou 1 once. 32.

HYDROLATURE
de Racine de Gentiane.

Prenez.	Eau pure	20 onces	ou	10 gros.	40.
	Racine de Gentiane jaune, sèche et coupée	4 gros		18 grains.	1.

Faites bouillir la racine dans l'eau pendant 10 minutes, retirez le vase du feu, et laissez infuser jusqu'à refroidissement. Passez alors au travers d'un linge, laissez déposer, et décantez, *Hydrolature* .... 16 onces ou 1 once. 32.

HYDROLATURE
de Racine de Salsepareille.

Prenez.	Eau pure	32 onces	ou	2 onces.	32.
	Racines de Smilax-Salsepareille, sèches et coupées	8 gros		½ gros.	1.

Faites bouillir la racine dans le monstrue pendant le temps nécessaire pour évaporer les trois huitièmes du liquide; retirez du feu et laissez refroidir. Passez alors au travers d'un blanchet; laissez déposer, et décantez, *Hydrolature* .... 16 onces ou 1 once. 16.

HYDROLATURE
de Racine de Saponaire.

Prenez.	Eau pure	32 onces	ou	4 onces.	32.
	Racine sèche de Saponaire officinale	8 gros		1 gros.	1.

Faites bouillir la racine dans l'eau pendant le temps nécessaire pour évaporer les trois huitièmes du liquide; retirez du feu et laissez refroidir. Passez alors au travers d'un blanchet; laissez déposer, et décantez, *Hydrolature* .... 16 onces ou 2 onces. 16.

HYDROLATURES.				
de Rhubarbe............	Eau bouillante................................	16 onces.	ou	1 once. 48.
	Rac. de Rhubarbe réduite en fragmens.....	8 scrup.		12 grains. 1.
de Valériane...........	Eau à 80 degrés de température..........	16 onces.	ou	1 once. 48.
	Rac. sèche et incisée de Valériane offic..	8 scrup.		12 grains. 1.
de Gayac................	Eau, 24 onces, pour réduire à............	16 onces.	ou	1 once. 16.
	Bois de Gayac rapé..........................	8 gros.		½ gros. 1.
de Quassia..............	Eau bouillante................................	16 onces.	ou	1 once. 48.
	Bois de Quassia réduit en copeaux.........	8 scrup.		12 grains. 1.
de Cascarille...........	Eau bouillante................................	16 onces.	ou	1 once. 16.
	Écorce de Croton-Cascarille concassée...	8 gros.		½ gros. 1.
d'Ec. de Grenades......	Eau, 32 onces, pour réduire à............	16 onces.	ou	1 once. 16.
	Écorce de Grenades concassée............	8 gros.		½ gros. 1.
d'Absynthe..............	Eau à 80 degrés de température...........	16 onces.	ou	1 once. 48.
	Feuilles d'Armoise-Absynthe, sèches.....	8 scrup.		12 grains. 1.
de Saponaire...........	Eau, 20 onces, pour réduire à............	16 onces.	ou	1 once. 32.
	Feuilles de Saponaire officinale, sèches.	4 gros.		18 grains. 1.
de Camomille..........	Eau bouillante................................	16 onces.	ou	1 once. 48.
	Fleurs sèches de Camomille romaine.....	8 scrup.		12 grains. 1.
de Tilleul...............	Eau à 80 degrés de température..........	16 onces.	ou	1 once. 48.
	Fleurs sèches de Tilleul d'Europe.........	8 scrup.		12 grains. 1.
d'Anis....................	Eau bouillante................................	16 onces.	ou	1 once. 48.
	Semences de Pimprenelle-Anis............	8 scrup.		12 grains. 1.
de Lin....................	Eau, 20 onces, pour réduire à............	16 onces.	ou	1 once. 96.
	Semences de Lin cultivé....................	4 scrup.		6 grains. 1.
de Lichen...............	Eau, 24 onces, pour réduire à...........	16 onces.	ou	1 once. 32.
	Lichen d'Islande incisé......................	4 gros.		18 grains. 1.
de Cachou..............	Eau bouillante................................	16 onces.	ou	1 once. 48.
	Cachou en poudre............................	8 scrup.		12 grains. 1.
de Safran...............	Eau bouillante................................	16 onces.	ou	1 once. 192.
	Safran incisé..................................	2 scrup.		3 grains. 1.

DES HYDROLATURES ANIMALES,

ou Bouillons.

La chair, ou d'autres parties animales, étant soumise à l'action prolongée de l'eau bouillante, subit diverses modifications dans sa nature intime, et cède à cet agent plusieurs principes solubles. Il en résulte des liquides que l'on sépare des parties insolubles, et qui, alors, portent communément le nom de *Bouillons,* bien qu'ils soient de véritables Hydrolatures.

Principalement composés d'Osmazome et de Gélatine en solution dans l'eau, les Bouillons sont nutritifs et destinés à être pris intérieurement par tasses. Quelques substances végétales, adoucissantes ou aromatiques, ajoutées par infusion à celles qui font essentiellement partie des Bouillons, servent à en modifier la saveur ainsi que les propriétés. Par la concentration, les Bouillons fournissent des Extraits à l'instar des Hydrolatures végétales; mais comme ils sont gélatineux, on ne peut les conserver que sous la forme de Tablettes sèches.

HYDROLATURE OU BOUILLON

de Veau.

Prenez. { Eau commune .... 32 onces ou 16 onces. 8.
Chair de veau coupée par tranches .... 4 onces ou 2 onces. 1.

Ces deux substances étant mises dans un vase convenable garni d'un simple couvercle, on chauffe suffisamment pour y établir une ébullition légère et presque insensible, que l'on entretient pendant cinq ou six heures, temps nécessaire pour opérer la cuisson de la viande et obtenir un bon Bouillon. On passe ensuite au travers d'un tamis, pour séparer les parties insolubles. La quantité de Bouillon doit être de .... 16 onces ou 8 onces. 4.

HYDROLATURE OU BOUILLON

de Tortue.

Prenez. { Eau commune .... 32 onces ou 16 onces. 8.
Chair de Tortue bourbeuse .... 4 onces ou 2 onces. 4.

Opérez comme ci-dessus pour obtenir, *Bouillon* .... 16 onces ou 8 onces. 8.

HYDROLATURE OU BOUILLON

de Colimaçons.

Prenez. { Eau commune .... 24 onces ou 12 onces. 12.
Colimaçons de vigne, retirés de la coquille et privés d'intestins .... 8 unités ou 4 unités. 1.

Opérez comme ci-dessus pour obtenir, *Bouillon* .... 16 onces ou 8 onces. 8.

DES ÉMULSIONS.

Les *Émulsions* sont des médicamens liquides offrant ordinairement la couleur blanche du lait, et son opacité. Elles sont formées d'eau et de principes huileux ou résineux qui y sont divisés et tenus en suspension à l'aide d'un mucilage naturel ou factice. On les prépare en versant de l'eau sur certaines semences oléagineuses à mesure qu'on les pile, ou en versant le même menstrue sur une huile ou sur une résine liquide, pendant qu'on la triture dans un mortier avec un mucilage, ou avec du jaune d'œuf.

Il y a deux sortes d'Émulsions : les Émulsions huileuses, et les Émulsions résineuses. Elles sont appelées vraies, lorsqu'elles proviennent directement de semences huileuses, ou de substances gommo-résineuses, sans autre intermédiaire que l'eau ; elles sont dites d'imitation, lorsqu'elles sont préparées avec des huiles ou avec des résines liquides, tenues en suspension dans le même menstrue, à l'aide d'une gomme ou de tout autre intermédiaire.

Dans l'intention, soit de rendre ces médicamens plus agréables, soit d'en modifier les propriétés, on leur associe diverses substances, médicamenteuses ou simplement aromatiques.

ÉMULSIONS.	*d'Amandes douces....*	Eau..	16 onces	ou	1 once.	16.
		Amandes douces mondées..............	8 gros		1/2 gros.	1.
	de Chénevis...........	Eau..	16 onces	ou	1 once.	16.
		Semences de Chanvre cultivé..........	8 gros		1/2 gros.	1.
	d'Huile d'Amandes...	Eau..	13 onces		13 gros.	13.
		Huile d'Amandes douces..................	2 onces	ou	2 gros.	2.
		Gomme du Sénégal en poudre..........	1 once		1 gros.	1.
	d'Huile de Noisettes..	Eau..	13 onces		13 gros.	13.
		Huile de Noisettes........................	2 onces	ou	2 gros.	2.
		Gomme du Sénégal eu poudre.........	1 once		1 gros.	1.
ÉMULSIONS.	*de Gomme ammoniac.*	Eau..	16 onces	ou	1 once.	24.
		Gomme ammoniac.........................	16 scrup.		1 scrup.	1.
	de Bdellium............	Eau..	16 onces	ou	1 once.	24.
		Bdellium....................................	16 scrup.		1 scrup.	1.
	de Copahu.............	Eau..	12 onces		12 gros.	6.
		Copahu......................................	2 onces	ou	2 gros.	1.
		Mucilage de Gomme arab. à part. égal.	2 onces		2 gros.	1.
	de Térébenthine.......	Eau..	14 onces		14 gros.	14.
		Térébenthine..............................	1 once	ou	1 gros.	1.
		Jaune d'œufs..............................	1 once		1 gros.	1.

DES LIMONADES.

La réunion de l'Hydrolé de Sucre à un Acide ou à un Suc de fruits acides, constitue des médicamens qui reçoivent le nom de *Limonades,* toutes les fois que la proportion respective des élémens permet de les prendre intérieurement par verres ou par tasses. On peut donc définir les Limonades, des boissons hydroliques acidulées et convenablement sucrées.

Destinées à servir de boisson habituelle aux malades, les Limonades ne doivent être que légèrement acides. On les aromatise souvent, soit avec les Saccharures odorans comme celui de Vanille, soit avec les Saccharolés oléuliques, tels que ceux d'Oranges et de Citrons.

Les Limonades sont appelées *minérales* ou *végétales,* selon la nature des acides qu'elles contiennent.

LIMONADES.	*d'Acide sulfurique....*	Hydrolé de Sucre................	16 onces	ou	1 verre.	576.
		Acide sulfurique.................	16 gouttes	ou	4 gouttes.	1.
	d'Acide carbonique...	Hydrolé de Sucre...............	1 pinte	ou	1 chop.	1.
		Acide carbonique...............	4 pintes	ou	4 chop.	4.
	d'Acide citrique.......	Hydrolé de Sucre................	16 onces	ou	1 once.	288.
		Acide citrique en cristaux.......	32 grains	ou	2 grains.	1.
	d'Acide tartarique....	Hydrolé de Sucre................	16 onces	ou	1 verre.	288.
		Acide tartarique.................	32 grains	ou	8 grains.	1.
	d'Acide succinique....	Hydrolé de Sucre................	16 onces	ou	1 once.	2304.
		Acide succinique.................	4 grains	ou	1/4 grain.	1.
	de Citrons.............	Hydrolé de Sucre................	15 onces	ou	15 gros.	15.
		Suc de Citrons.....................	1 once	ou	1 gros.	1.
	de Groseilles..........	Hydrolé de Sucre................	12 onces	ou	12 gros.	3.
		Suc de Groseilles rouges........	4 onces	ou	4 gros.	1.
	d'Oranges.............	Hydrolé de Sucre................	14 onces	ou	14 gros.	7.
		Suc d'Oranges.....................	2 onces	ou	2 gros.	1.
	de Cerises.............	Hydrolé de Sucre................	14 onces	ou	14 gros.	7.
		Suc de Cerises.....................	2 onces	ou	2 gros.	1.
	de Berbéris............	Hydrolé de Sucre................	15 onces	ou	15 gros.	15.
		Suc de Berbéris..................	1 once	ou	1 gros.	1.

DES TISANES.

Les *Tisanes* sont des médicamens liquides formés d'eau, de sucre et de parties extractives végétales. Elles doivent être de nature à pouvoir être prises intérieurement par verres. Elles résultent de l'union de sept ou de quinze parties d'une Hydrolature, avec une partie d'un Sirop quelconque. Nous voudrions qu'on ne donnât pas d'autre signification au mot *Tisane*, et que l'on ne s'en servît plus pour désigner les Hydrolatures, ces dernières ne contenant pas de sucre.

Légères, lorsqu'elles sont destinées à servir de boisson habituelle aux malades, les Tisanes peuvent cependant devenir plus ou moins actives, selon les indications à remplir. On peut en modifier les propriétés par l'addition de quelques substances solubles, telles que des Sels, des Extraits, dés Alcoolatures.

Le sucre n'entrant que pour une faible partie dans la composition des Tisanes, elles s'altèrent promptement. Cette circonstance les différencie des Sirops hydrolaturiques avec lesquels elles ont du reste la plus parfaite analogie.

L'Eau est l'excipient naturel des Tisanes, mais dans l'exposé des formules, les Hydrolatures remplissent cette fonction à leur égard.

TISANES......	*de Guimauve*..........	Hydrolature de Racine de Guimauve........................	15 onces.
		Sirop hydrolique simple ou tout autre........................	1 once.
	de Salsepareille.......	Hydrolature de Racine de Salsepareille....................	15 onces.
		Sirop hydrolique simple ou tout autre.....................	1 once.
	de Quassia............	Hydrolature de bois de Quassia............................	15 onces.
		Sirop hydrolique simple ou tout autre.....................	1 once.
	de Cascarille..........	Hydrolature de Cascarille..................................	15 onces.
		Sirop hydrolique simple ou tout autre......................	1 once.
	d'Absynthe............	Hydrolature de Feuilles d'Absynthe........................	15 onces.
		Sirop hydrolique simple ou tout autre......................	1 once.
	de Saponaire..........	Hydrolature de Feuilles de Saponaire.....................	15 onces.
		Sirop hydrolique simple ou tout autre.....................	1 once.
	de Camomille.........	Hydrolature de Fleurs de Camomille......................	15 onces.
		Sirop hydrolique simple ou tout autre......................	1 once.
	de Lin...................	Hydrolature de Semences de Lin...........................	15 onces.
		Sirop hydrolique simple ou tout autre....................	1 once.
	de Cachou.............	Hydrolature de Cachou.......................................	15 onces.
		Sirop hydrolique simple ou tout autre......................	1 once.

DES POTIONS.

De l'union de certains liquides, soit entre eux, soit avec des corps solides susceptibles de s'y dissoudre, résultent des composés auxquels on donne le nom de *Potions*, toutes les fois que sous un volume peu considérable, ils sont de nature à pouvoir être pris intérieurement en une ou plusieurs doses, quoique possédant des propriétés d'une certaine énergie.

Les Potions peuvent être formées par la réunion de beaucoup de substances différentes, et sont susceptibles de recevoir une infinité de modifications. La limpidité et l'homogénéité, sont les caractères par lesquels les Potions se distinguent des Mixtures, dont la composition, ainsi que les usages, sont à peu près les mêmes. Elles sont prises le plus ordinairement par cuillerées à bouche.

La dénomination particulière de chacun de ces médicamens se compose premièrement du nom générique qui appartient à tous; secondement d'un terme qualificatif; et troisièmement enfin, du nom de la personne qui passe pour en être l'inventeur.

POTION astringente	*du Dr Roche*......	Hydrolature de Racine de Bistorte.......	4 onces	ou	16 gros.
		Sirop hydrolique d'Écorce de Grenades	2 onces	ou	8 gros.
		Saccharolé oléulique de Cubèbes........	1/2 once	ou	2 gros.
		Alcoolature de Cachou....................	1/2 once	ou	2 gros.
POTION valérianée	*d'Andrieux*........	Hydrolé de Camphre.......................	4 onces	ou	16 gros.
		Sirop oléulique de Valériane............	1 once	ou	4 gros.
		Sirop d'Acétate de Morphine............	1/2 once	ou	2 gros.
		Sirop d'Éther sulfurique................	1/4 once	ou	1 gros.
		Alcoolat de Castoréum....................	1/4 once	ou	1 gros.
POTION opiacée	*du Dr Turner*....	Hydrolature de Fleurs de Coquelicot..	4 onces	ou	16 gros.
		Sirop d'Hydrolat de Fleurs d'Oranger..	1 once	ou	4 gros.
		Sirop hydrolique d'Opium..............	1/2 once	ou	2 gros.
		Alcoolature de Jusquiame................	24 gouttes	ou	12 gouttes.
POTION purgative	*du Dr Gontier*...	Eau commune..............................	4 onces	ou	16 gros.
		Manne en larmes..........................	12 gros	ou	6 gros.
		Sulfate de Magnésie......................	4 gros	ou	2 gros.
		Tartrate de Potasse antimonié...........	1/2 grain	ou	1/4 grain.
POTION stomachique	*de Garus*..........	Hydrolat de Cannelle......................	4 onces	ou	16 gros.
		Sirop oléulique d'Absynthe..............	1 once	ou	4 gros.
		Saccharure de Quinquina.................	1/4 once	ou	1 gros.
		Saccharure de Vanille.....................	1/4 once	ou	1 gros.
		Alcoolat stomachique de *Garus*...........	1/2 once	ou	2 gros.

DES MIXTURES.

De l'union d'un ou de plusieurs liquides avec une ou plusieurs substances médicamenteuses, résultent des composés nommés *Mixtures,* toutes les fois qu'ils doivent être pris intérieurement par cuillerées, ou en une ou plusieurs doses, et qu'au nombre des substances qui concourent à leur formation, il en est au moins une qui, en raison de son insolubilité, ne s'y trouve que mélangée ou suspendue. Les Mixtures résultent encore de la seule réunion de plusieurs liquides, lorsqu'ils sont de nature assez différente pour ne pouvoir pas se mêler de manière à constituer un liquide homogène permanent. Elles sont, comme les *Potions*, formées par la réunion d'un grand nombre de médicamens, et, comme elles, susceptibles de recevoir une foule de modifications particulières; mais elles en diffèrent par leur aspect, n'ayant jamais à la fois la limpidité et l'homogénéité que les Potions offrent au contraire toujours.

La dénomination particulière de chacun de ces médicamens se compose du nom générique *Mixture*, et d'une qualification tirée des propriétés générales, ou dérivant du nom de la substance qui en est la base médicamenteuse; on y ajoute un troisième nom, celui de la personne qui en est l'inventeur.

MIXTURE ferrugineuse *de Williams*...	Hydrolat de Roses	8 onces	ou 16 gros.
	Saccharure de Muscades	12 scrup.	ou 3 scrup.
	Myrrhe en poudre	4 scrup.	ou 1 scrup.
	Sous-Carbonate de Potasse	1 scrup.	ou 6 grains.
	Proto-Sulfate de Fer	1 scrup.	ou 6 grains.
MIXTURE magnésienne *de Powell*......	Eau distillée	4 onces	ou 16 gros.
	Saccharure de Cannelle	4 gros	ou 6 scrup.
	Magnésie calcinée	4 scrup.	ou 2 scrup.
MIXTURE pectorale *du Dr Roux*....	Hydrolature de Fleurs de Coquelicot	4 onces	ou 16 gros.
	Sirop de Tolu	1 once	ou 4 gros.
	Huile de Noisettes	1 once	ou 4 gros.
	Sous-Hydrosulfate d'Antimoine	2 grains	ou 1 grain.
MIXTURE stomachique *du Dr Prévost.*	Hydrolat de Girofles	4 onces	ou 16 gros.
	Sirop oléulique de Camomille	8 gros	ou 4 gros.
	Saccharure de Quinquina	2 gros	ou 1 gros.
	Conserve d'Absynthe	2 gros	ou 1 gros.
MIXTURE drastique *du Dr Bonnet*..	Hydrolature de Séné au 8e	4 onces	ou 16 gros.
	Saccharolé de Jalap	1/2 once	ou 2 gros.
	Jaune d'œuf	1/2 once	ou 2 gros.
	Scammonée d'Alep en poudre	12 grains	ou 6 grains.
	Tartrate de Potasse antimonié	1/4 grain	ou 1/8 grain.

DES LOOCHS.

Les *Loochs* sont des *Mixtures* huileuses ou résineuses, dans la composition desquels figurent toujours une *Gomme*, du *Sucre*, et une *Emulsion*. On les prépare en versant cette dernière sur les deux autres substances, à mesure qu'on les triture dans un mortier pour les mêler exactement, et en former un liquide épais et visqueux. Aux substances qui font essentiellement partie des Loochs, on peut ajouter des aromates ou des substances propres à en modifier l'action. Ils offrent toujours l'opacité du lait, et souvent sa couleur. Ils sont destinés à être pris intérieurement.

On divise les Loochs en *huileux* et en *résineux*, selon que les Émulsions qui concourent à leur formation sont elles-mêmes huileuses ou résineuses.

Les Loochs empruntent leur nom spécifique aux Emulsions qu'ils contiennent : Émulsion de *Terébenthine*, Looch de *Térébenthine*.

LOOCHS......	d'Amandes..................	Émulsion quadruple d'Am. douces	4 onces	ou	16 gros.	96.
		Sirop hydrolique simple..........	2 onces		8 gros.	48.
		Hydrolat de Fleurs d'Oranger....	2 gros		1 gros.	6.
		Gomme adraganthe en poudre...	12 grains		6 grains.	1/2.
	de Chénevis...............	Émulsion de Chénevis, double...	4 onces	ou	16 gros.	16.
		Sucre blanc........................	1 once		4 gros.	4.
		Gomme du Sénégal pulvérisée...	1 once		4 gros.	4.
		Hydrolat de Carvi................	2 gros		1 gros.	1.
LOOCHS......	de Copahu..................	Émulsion de Copahu..............	4 onces	ou	16 gros.	96.
		Sirop hydrolique simple.........	2 onces		8 gros.	48.
		Hydrolat de Cannelle.............	2 gros		1 gros.	6.
		Gomme adraganthe en poudre...	1/2 scrup.		6 grains.	1/2.
	de Térébenthine...........	Émulsion de Térébenthine........	4 onces	ou	16 gros.	8.
		Sucre blanc........................	1 once		4 gros.	2.
		Gomme du Sénégal en poudre...	1/2 once		2 gros.	1.
		Hydrolat de Menthe poivrée......	1/2 once		2 gros.	1.
LOOCH........	d'Amandes, *kermétisé*....	Looch d'Amandes.................	6 onces	ou	1 cuiller.	1728.
		Sous-Hydrosulfate d'Antimoine..	2 grains		1/6 grain.	1.
LOOCH........	d'Amandes, *tolutané*.......	Looch d'Amandes.................	6 onces	ou	1 cuiller.	24.
		Saccharure de Tolu...............	2 gros		12 grains.	1.
LOOCH........	d'Amandes, *vanillé*........	Looch d'Amandes.................	6 onces	ou	1 cuiller.	24.
		Saccharure de Vanille............	2 gros		1/2 scrup.	1.

DES LAITAGES.

On donne le nom de *Laitage* à tous les produits alimentaires du Lait. Sous cette dénomination nous comprendrons aussi les mêmes produits constitués médicamens, par l'addition de quelque substance propre à en modifier les propriétés.

PETIT LAIT.

Prenez.	Lait de vache	2 livres	ou	16 onces.
	Vinaigre blanc	2 gros.		1 gros.
	Blanc d'œuf	1 unité		1/2 unité.

On met le lait sur le feu dans un vase d'argent; lorsqu'il bout, on y verse le vinaigre ou suffisante quantité pour le coaguler; lorsque la partie liquide paraît claire, on la passe à travers une étamine, et on la remet sur le feu pour la clarifier avec le blanc d'œuf battu dans un peu d'eau. Il ne reste plus qu'à la filtrer.

PETIT LAIT

chargé de principes médicamenteux.

PETIT LAIT CINNAMOMÉ.

Prenez.	Petit lait clarifié	15 onces	ou	15 gros.
	Hydrolat de Cannelle	1 once		1 gros.

PETIT LAIT ÉMÉTISÉ.

Prenez.	Petit lait clarifié	16 onces	ou	1 verre.
	Tartrate de Potasse antimonié	1 grain		1/4 grain

PETIT LAIT ÉMULSIONNÉ.

Prenez.	Petit lait clarifié	12 onces	ou	3 onces.
	Emulsion d'Amandes douces	4 onces		1 once.

PETIT LAIT NITRÉ.

Prenez.	Petit lait clarifié	16 onces	ou	1 verre.
	Nitrate de Potasse	8 grains		2 grains.

PETIT LAIT SAFRANÉ.

Prenez.	Petit lait clarifié	15 onces	ou	15 gros.
	Sirop d'Hydrolature de Safran	1 once		1 gros.

MÉDICAMENS LAITEUX.

Médicamens résultant de l'union du lait avec des substances capables de lui communiquer des propriétés nouvelles, sans le dénaturer.

Leur nomenclature est fondée sur la réunion du mot *Lait* à une qualification tirée du nom de la substance qui est associée à ce menstrue.

LAIT CINNAMOMÉ.

Prenez.					
	Lait de vache	16 onces	ou	1 verre.	32.
	Saccharure de Cannelle	4 gros		1 gros.	1.

LAIT ÉMULSIONNÉ.

Prenez.					
	Lait de vache	12 onces	ou	6 onces.	3.
	Emulsion d'Amandes douces	4 onces		2 onces.	1.

LAIT NITRÉ.

Prenez.					
	Lait de vache	16 onces	ou	1 verre.	576.
	Nitrate de Potasse	16 grains		4 grains.	1.

LAIT SACCHARIDÉ.

Prenez.					
	Lait de vache	15 onces	ou	15 gros.	15.
	Sucre blanc	1 once		1 gros.	1.

LAIT SAFRANÉ.

Prenez.					
	Lait de vache	15 onces	ou	15 gros.	15.
	Sirop d'Hydrolature de Safran	1 once		1 gros.	1.

LAIT SODATÉ.

Prenez.					
	Lait de vache	16 onces	ou	1 verre.	576.
	Bi-Carbonate de Soude	16 grains		4 grains.	1.

LAIT VANILLÉ.

Prenez.					
	Lait de vache	16 onces	ou	1 verre.	32.
	Saccharure de Vanille	4 gros		1 gros.	1.

DES HYDROLOTIFS,

OU MÉDICAMENS HYDROLIQUES POUR L'USAGE EXTERNE.

Parmi les médicamens *Hydroliques*, il en est un certain nombre qui, à cause de l'énergie de leur action, ne pourraient pas être introduits dans l'estomac sans danger. Ils sont en conséquence, ou par suite d'une composition spéciale, destinés à être employés à l'extérieur du corps, ou à être introduits dans quelque cavité autre que l'estomac, et n'exercent sur ces diverses parties qu'une action momentanée et presque toujours locale. Nous proposons de réunir ces médicamens sous la dénomination particulière d'*Hydrolotifs*. Il nous semble que ce mot, indiquant exactement la nature de leur excipient, en même temps qu'il fait connaître leur mode d'emploi d'une manière générale, pourra servir à les distinguer de ceux que l'on emploie à l'intérieur. De cette manière on évitera les erreurs qui pourraient résulter de la confusion de ces deux sortes d'Hydroliques.

Les Hydrolotifs dépendent à la fois des *Hydrolés*, des *Hydrolats* et des *Hydrolatures;* ils ne constituent pas un genre particulier de médicamens, et ils n'ont été séparés des genres ci-dessus, qu'en considération de leur destination toute spéciale pour l'usage externe.

Destinés à porter alternativement leur action sur des organes plus ou moins impressionnables, la proportion respective des élémens de certains Hydrolotifs doit aussi, et nécessairement, varier. Il en résulte, non pas des espèces nouvelles, puisqu'ils sont formés des mêmes matériaux, mais de simples variétés dont la destination particulière ne peut être indiquée sans le secours d'une expression ajoutée à leur dénomination générale.

Ceux de ces Hydrolotifs qui doivent être employés en bains, peuvent admettre dans leur composition une dose plus ou moins forte de principes actifs, tandis que ceux qui servent à laver les yeux ou que l'on injecte dans le canal de l'urètre, ou bien dans la vessie, agissant sur des membranes délicates et faciles à altérer, doivent au contraire être composés de manière à ne produire que des effets éloignés.

Constitués par trois genres de médicamens, ils admettent nécessairement plusieurs modes de préparations.

HYDROLOTIFS

POUR

LE CORPS ENTIER.	LES PIEDS.	LES YEUX.	LA BOUCHE.	LA GORGE.	L'URÈTRE.	LE VAGIN.	LA VESSIE.	LES INTESTINS.	LES PLAIES.

HYDROLOTIF D'ACIDE ACETIQUE,

pour les plaies.

Prenez. {Eau commune ... 23 onces.
{Acide acétique concentré à 10 degrés ... 1 once.

HYDROLOTIF D'ACÉTATE DE PLOMB,

pour les plaies.

Prenez. {Eau distillée ... 16 onces.
{Acétate de Plomb cristallisé ... 32 grains.

HYDROLOTIF DE CHLORURE DE SOUDE,

pour les plaies.

Prenez. {Eau pure ... 16 onces.
{Chlorure d'Oxide de Sodium ... 16 scrup.

HYDROLOTIF DE GÉLATINE,
pour le corps entier.

		1 bain.		½ bain.	
Prenez.	Eau commune	15 livres	ou	15 marcs.	15.
	Gélatine dite Colle de *Flandre*	1 livre	ou	1 marc.	1.

Faites dissoudre la Gélatine dans l'eau en chauffant, et mêlez à l'eau d'un bain.

HYDROLOTIF DE SULFURE DE POTASSE,
pour le corps entier.

		1 bain.		½ bain.	
Prenez.	Eau pure	12 onces	ou	6 onces.	3.
	Sulfure de Potasse	4 onces	ou	2 onces.	1.

Dissolvez le sulfure dans l'eau, et mêlez à la quantité d'eau nécessaire pour un bain.

HYDROLOTIF DE DEUTO-CHLORURE DE MERCURE,
pour le corps entier.

		1 bain.		½ bain.	
Prenez.	Eau pure	32 onces	ou	16 onces.	32.
	Deuto-Chlorure de Mercure	8 gros	ou	4 gros.	1.

Dissolvez le sel dans le menstrue, et mêlez à l'eau d'un bain.

HYDROLOTIF DE FARINE DE MOUTARDE,
pour les pieds.

		1 bain.		½ bain.	
Prenez.	Eau commune	8 livres	ou	4 livres.	64.
	Farine de Semences de Moutarde blanche	4 onces	ou	2 onces.	1.

HYDROLOTIF D'ACIDE HYDRO-CHLORIQUE,
pour les pieds.

		1 bain.		½ bain.	
Prenez.	Eau commune	8 livres	ou	4 livres.	128.
	Acide hydro-chlorique	16 gros	ou	8 gros.	1.

HYDROLOTIF D'ACÉTATE DE ZINC,
pour les yeux.

Prenez.	Eau distillée	8 onces	ou	1 once.	576.
	Acétate de Zinc	8 grains	ou	1 grain.	1.

HYDROLOTIF DE CAMPHRE,
pour les yeux.

Prenez.	Eau distillée	4 onces	ou	8 gros.	2.
	Hydrolé de Camphre	2 onces	ou	4 gros.	1.

HYDROLOTIF DE ROSES ROUGES,

pour la gorge.

Prenez.	Hydrolature de Roses rouges	10 onces ou	5 onces.	5.
	Hydromellé de Roses rouges	2 onces ou	1 once.	1.

HYDROLOTIF DE QUINQUINA,

pour la gorge.

Prenez.	Hydrolature de Quinquina par infusion, à 4 gros par livre	20 onces ou	10 onces.	5.
	Sirop d'Œnolature de Quinquina	4 onces ou	2 onces.	1.

HYDROLOTIF DE GUIMAUVE,

pour la bouche.

Prenez.	Eau commune	20 onces ou	10 onces.	20.
	Racine de Guimauve, sèche et coupée en morceaux	1 once ou	4 gros.	1.
Après 10 minutes d'ébullition, passez, laissez déposer et décantez colature		16 onces ou	8 onces.	16.

HYDROLOTIF DE SULFATE DE ZINC,

pour l'urètre.

Prenez.	Hydrolat de Roses	16 onces ou	1 once.	576.
	Sulfate de Zinc	16 grains ou	1 grain.	1.

HYDROLOTIF D'ÉCORCE DE GRENADES,

pour le vagin.

Prenez.	Eau commune	20 onces ou	10 onces.	30.
	Ecorce de Grenades, sèche et concassée	16 scrup. ou	8 scrup.	1.
Faites bouillir l'écorce dans l'eau pendant 15 minutes; passez, laissez déposer et décantez		16 onces ou	8 onces.	24.

HYDROLOTIF DE BI-CARBONATE DE SOUDE,

pour la vessie.

Prenez.	Eau distillée	16 onces ou	1 once.	3304.
	Bi-Carbonate de Soude	4 grains ou	1/4 grain.	1.

HYDROLOTIF DE GELATINE,

pour les intestins.

Prenez.	Eau commune	16 onces ou	8 onces.	48.
	Gélatine des os à l'état sec	8 scrup. ou	4 scrup.	1.

Chauffez dans un vase convenable pour faire dissoudre la gélatine.

TABLEAU

DE LA CLASSIFICATION DES MEDICAMENS ALCOOLIQUES.

	Série	Genre	Division	Espèces	
ALCOOLIQUES.	1re Série...	ALCOOLÉS		Acides.... Alcalins.... Salins.... Oléuliques.... Résineux, etc....	simples et composés.
		ALCOOLATS	proprement dits.. hydroliques	de Racines.......... de Bois.............. d'Écorces........... de Feuilles.......... de Fleurs............ de Semences........ de subst. résineuses. de subst. animales..	simples et composés.
		ALCOOLATURES	proprement dites.	de Racines.......... de Bois.............. d'Écorces........... de Semences........ de subst. résineuses. de subst. animales..	simples et composées.
			hydroliques	de Ranines.......... de Bois.............. d'Écorces........... de Feuilles.......... de Fleurs............ de Semences........	simples et composées.
			ammoniacales....	de Racines.......... de Semences........ de subst. résineuses. de subst. animales..	simples et composées.
	2e Série....	ÉLIXIRS...........		incolorés.... colorés artificiellement....	simples et composés.
		RATAFIAS.........		d'Alcoolatures.... de Sucs alcoolisés....	simples et composés.
	Appendice.	ALCOOLOTIFS ...		par Solution.... par Distillation.... par Macération....	simples et composés.

DES MÉDICAMENS ALCOOLIQUES.

L'Alcool rectifié ou plus ou moins hydrolisé, jouit de la propriété de dissoudre les parties *extractives, résineuses, salines, oléuliques, tannantes et colorantes* des végétaux et des animaux; il agit par conséquent sur une foule de substances, et sert ainsi à constituer une série de médicamens, que nous nommons *alcooliques*. Ainsi obtenus, ces médicamens peuvent être appelés primitifs, parceque, réunis plus tard à d'autres corps, ils donnent naissance à une autre série de médicamens plus composés, qui complètent la classe des *Alcooliques*.

Les *Alcoolés*, les *Alcoolats* et les *Alcoolatures*, genres bien caractérisés et auxquels l'Alcool sert directement d'excipient, forment la première série. La seconde comprend les *Elixirs* qui sont formés d'Alcoolats et de sucre, et les *Ratafias* ou Alcoolatures saccharidées.

A la suite de ces deux séries, nous avons placé toutes les espèces de la première série qui sont spécialement destinées à être employées à l'extérieur, et nous leur avons donné le nom d'*Alcoolotifs*.

L'*Alcool* que l'on doit employer de préférence à tout autre pour la préparation des Alcooliques, est celui que l'on obtient du vin.

Lorsque les Alcooliques sont simples, la dénomination de chaque espèce se forme comme celle d'autres médicamens, par la réunion du nom générique à celui de la substance qui les constitue médicamens. Lorsqu'ils sont composés, elle éprouve quelquefois de légères modifications qui seront indiquées ultérieurement.

Par *Alcool rectifié*, on doit entendre celui qui marque de 30 à 40 degrés à l'aréomètre de *Baumé*, et par *Alcool hydrolisé*, celui qui marque moins de 30.

Le mot *Hydralcool* est spécialement employé pour désigner l'eau-de-vie ou alcool à 22 degrés.

DES ALCOOLÉS.

Médicamens liquides formés d'Alcool rectifié ou d'Alcool plus ou moins hydrolisé, et de principes médicamenteux qui s'y sont unis en totalité par *Solution directe* ou par *simple Mixtion.* Ils sont dépourvus de la propriété de donner des *Extraits* par la concentration, ce qui les distingue des Alcoolatures, qui en fournissent au contraire toujours.

On les obtient par le mélange de l'alcool avec d'autres liquides, ou par la solution dans le même menstrue, d'un corps simple, d'un acide, d'un sel ou d'un produit immédiat des végétaux ou des animaux, tels que le Camphre, le Pipérin, les Oléules, les Résines.

Plusieurs Alcoolés se rapprochent des Alcoolats par la nature de leur composition, mais ils en diffèrent tous par leur mode de préparation, ces derniers ne pouvant être obtenus sans le secours de la *distillation.*

Ces médicamens sont appelés *acides, alcalins, résineux, oléuliques,* selon la nature des corps qui sont unis à l'alcool.

ALCOOLÉS	*d'Acide sulfurique*........	Alcool rectifié à 35 degrés.....	12 onces	ou	3 onces.	3 parties.
		Acide sulfurique à 66 degrés..	4 onces		1 once.	1 partie.
	d'Acide acétique.........	Alcool rectifié à 35 degrés....	12 onces	ou	3 gros.	3 parties.
		Acide acétique à 10 degrés....	4 onces		1 gros.	1 partie.
ALCOOLÉS	*de Potasse*................	Alcool hydrolisé à 25 degrés.	32 gros	ou	1 gros.	144 parties.
		Potasse caustique pure.........	16 grains		1/2 grain	1 partie.
	d'Ammoniaque...........	Alcool rectifié à 30 degrés.....	20 onces	ou	10 gros.	5 parties.
		Ammoniaque liquide à 22 deg.	4 onces		2 gros.	1 partie.
ALCOOLÉS	*de Sous-Carb. d'Ammon.*	Alcool hydrolisé à 15 degrés..	22 onces	ou	11 gros.	11 parties.
		Sous-Carbonate d'Ammoniaq..	2 onces		1 gros.	1 partie.
	d'Hydro-Chlorate de Fer.	Alcool hydrolisé à 20 degrés...	15 onces	ou	15 gros.	15 parties.
		Hyd.-Chlor. de Fer liq. au max.	1 once		1 gros.	1 partie.
ALCOOLÉS	*d'Oléule de Menthe*.......	Alcool rectifié à 35 degrés....	14 onces	ou	7 gros.	7 parties.
		Oléule de Menthe poivrée.....	2 onces		1 gros.	1 partie.
	d'Oléule de Pouliot.......	Alcool rectifié à 35 degrés.....	14 onces	ou	7 gros.	7 parties.
		Oléule de Menthe Pouliot.....	2 onces		1 gros.	1 partie.

ALCOOLÉS	*de Résine de Gaïac*......	ALCOOLÉS..............................	*de Lupuline.*
	de Résine de Jalap.......		*d'Iode.*
	de Quinine.................		*de Pipérin.*
	de Camphre...............		*de Strichnine.*

DES ALCOOLATS.

Les *Alcoolats* sont des médicamens liquides résultant de la *Distillation* de l'Alcool plus ou moins hydrolisé, sur une ou plusieurs substances aromatiques, végétales ou animales, telles que les écorces d'Oranges et de Citrons, les fleurs de Lavande et de Camomille, le Galbanum, le Castoréum.

Incolores et entièrement volatils, les Alcoolats diffèrent essentiellement des Alcoolatures, ces dernières étant toujours colorées et chargées de parties fixes. Produits de la *Distillation*, ils diffèrent également des Alcoolés, qui sont préparés par simple *Solution*.

On divise ces médicamens en *Alcoolats proprement dits*, et en *Alcoolats hydroliques*. Les premiers sont préparés avec l'Alcool rectifié, et les seconds avec l'Hydralcool. Ils sont simples ou composés.

Chargés d'Oléules ou d'autres principes volatils, ces médicamens jouissent de propriétés actives. On les emploie souvent en Médecine.

ALCOOLAT D'HYSSOPE.

Prenez.	Alcool hydrolisé à 20 degrés	12 livres	ou	6 livres.	12 parties.
	Feuilles sèches d'Hyssope officinal	16 onces		8 onces.	1 partie.
Distillez au bain-marie pour obtenir Alcoolat à 24 degrés		8 livres	ou	4 livres.	8 parties.

N. B. Huit gros d'Alcoolat représentent les principes volatils d'un gros de feuilles sèches.

ALCOOLAT DE CITRONS.

Prenez.	Alcool hydrolisé à 24 degrés	12 livres	ou	6 livres.	6 parties.
	Zestes de Citrons récens	2 livres		1 livre.	1 partie.
Distillez à la chaleur du bain-marie pour obtenir Alcoolat à 32 degrés.		8 livres	ou	4 livres.	4 parties.

N. B. Huit gros d'Alcoolat représentent les parties volatiles de deux gros de Zestes.

ALCOOLAT DE GALBANUM.

Prenez.	Alcool hydrolisé à 20 degrés	12 livres	ou	6 livres.	12 parties.
	Galbanum	16 onces		8 onces.	1 partie.
Distillez au bain-marie pour obtenir Alcoolat à 24 degrés		8 livres	ou	4 livres.	8 parties.

N. B. Huit gros d'Alcoolat représentent le principe odorant d'un gros de Galbanum.

ALCOOLAT DE CASTORÉUM.

Prenez.	Alcool hydrolisé à 24 degrés	12 livres	ou	6 livres.	12 parties.
	Castoréum incisé	16 onces		8 onces.	1 partie.
Distillez à la chaleur du bain-marie pour retirer Alcoolat à 32 degrés..		8 livres	ou	4 livres.	8 parties.

N. B. Huit gros d'Alcoolat représentent le principe odorant d'un gros de Castoréum.

DES ALCOOLATURES.

De l'action plus ou moins prolongée de l'Alcool rectifié ou hydrolisé, sur des substances organiques susceptibles de céder à ce menstrue des parties extractives, naissent des médicamens liquides que nous nommons *Alcoolatures*.

Préparés par *Macération*, les Alcoolatures diffèrent essentiellement des Alcoolats, qui sont des produits de la *Distillation*. Elles en diffèrent encore par les parties fixes qu'elles contiennent, les Alcoolats étant entièrement vaporisables. Elles se distinguent des Alcoolés par la nature des principes dont elles sont formées, ainsi que par un mode différent de préparation.

Les Alcoolatures sont simples ou composées, selon qu'elles résultent de l'action de l'Alcool, sur une ou sur plusieurs substances.

On les divise en *Alcoolatures proprement dites*, et en *Alcoolatures hydroliques*, selon que l'Alcool employé à leur préparation, marque plus ou moins de 30 degrés. Elles reçoivent la qualification d'*Ammoniacales*, lorsque l'Ammoniaque en fait partie.

ALCOOLATURES PROPREMENT DITES.

ALCOOLATURES	*d'Assa-fœtida*	Alcool rectifié à 35 degrés	20 onces ou	10 gros.	5 parties.
		Assa-fœtida	4 onces ou	2 gros.	1 partie.
	de Benjoin	Alcool rectifié à 35 degrés	20 onces ou	10 gros.	5 parties.
		Benjoin	4 onces ou	2 gros.	1 partie.
	de Galbanum	Alcool rectifié à 35 degrés	20 onces ou	10 gros.	5 parties.
		Galbanum	4 onces ou	2 gros.	1 partie.
	de Sagapanum	Alcool rectifié à 35 degrés	20 onces ou	10 gros.	5 parties.
		Sagapanum	4 onces ou	2 gros.	1 partie.
	de Gomme ammoniac	Alcool rectifié à 35 degrés	20 onces ou	10 gros.	5 parties.
		Gomme ammoniac	4 onces ou	2 gros.	1 partie.
	de Storax	Alcool rectifié à 35 degrés	20 onces ou	10 gros.	5 parties.
		Storax calamith	4 onces ou	2 gros.	1 partie.
	d'Ambre	Alcool rectifié à 35 degrés	16 onces ou	1 once.	24 parties.
		Ambre gris	16 scrup. ou	24 grains.	1 partie.
	de Castoréum	Alcool rectifié à 30 degrés	14 onces ou	14 gros.	7 parties.
		Castoréum	2 onces ou	2 gros.	1 partie.

ALCOOLATURES HYDROLIQUES OU HYDRALCOOLATURES.

ALCOOLATURES	*de Ratanhia...*	Hydralcool................................	16 onces	ou	8	parties.
		Racine de Kramère d'Amérique pulvérisée.....	16 gros	ou	1	partie.
	de Scille......	Hydralcool................................	16 onces	ou	8	parties.
		Sq. de Scille maritime, desséchées et incis...	16 gros	ou	1	partie.
	de Gaïac.....	Alcool hydrolisé à 25 degrés..................	16 onces	ou	8	parties.
		Rapure de Bois de Gaïac commun.............	16 gros	ou	1	partie.
	de Sassafras..	Hydralcool................................	16 onces	ou	16	parties.
		Copeaux de Bois de Laurier-*Sassafras*........	8 gros	ou	1	partie.
	de Cannelle...	Alcool hydrolisé à 25 degrés..................	16 onces	ou	8	parties.
		Ecorce de Laurier-*Cannellier* réduite en poud.	16 gros	ou	1	partie.
	d'Angusture..	Hydralcool................................	16 onces	ou	8	parties.
		Ecorce d'Angusture en poudre.................	16 gros	ou	1	partie.
	d'Aconit.......	Hydralcool................................	16 onces	ou	8	parties.
		Feuilles sèches et incisées d'Aconit *Napel*.....	16 gros	ou	1	partie.
	de Gratiole....	Hydralcool................................	16 onces	ou	8	parties.
		Feuilles sèches et incisées de Gratiole officin.	16 gros	ou	1	partie.
	de Coriandre.	Hydralcool................................	16 onces	ou	8	parties.
		Semences de Coriandre cultivée...............	16 gros	ou	1	partie.
	de Phellandre	Alcool hydrolisé à 25 degrés..................	16 onces	ou	16	parties.
		Semences de Phellandre aquatique............	8 gros	ou	1	partie.
	d'Arnica......	Hydralcool................................	16 onces	ou	16	parties.
		Fleurs sèches de Doronic *Arnica*...............	8 gros	ou	1	partie.
	de Camomille.	Hydralcool................................	16 onces	ou	8	parties.
		Fleurs sèches de Camomille romaine..........	16 gros	ou	1	partie.
	de Galles.....	Hydralcool................................	16 onces	ou	8	parties.
		Galles d'Alep concassées.......................	16 gros	ou	1	partie.
	de Cochenille.	Hydralcool................................	16 onces	ou	8	parties.
		Cochenille en grosse poudre..................	16 gros	ou	1	partie.

DES ÉLIXIRS.

Les *Élixirs* sont des Alcooliques *saccharidés*, résultant du mélange de certains Sirops avec les Alcoolats.

Naturellement incolores, les Élixirs sont quelquefois colorés artificiellement avec des matières exemptes de saveur désagréable. Ordinairement destinés à flatter les sens du goût et de l'odorat, l'expérience est le guide le plus certain pour le choix des substances qui peuvent être admises dans leur composition.

Les Elixirs sont simples ou composés, selon qu'un ou plusieurs Alcoolats concourent à leur formation.

Lorsqu'ils sont simples, la dénomination de chaque Elixir résulte de la réunion de ce mot au nom spécifique de l'Alcoolat qui en fait partie : Alcoolat d'Anis, Elixir d'Anis.

Lorsqu'ils sont composés, un nom propre, de ville ou de contrée, leur sert de terme spécifique.

ÉLIXIR D'ANIS.

Prenez. { Alcoolat d'Anis à 35 degrés, préparé au 24ᵉ .... / Sirop hydrolique, simple .... } de chaque, parties égales.

N. B. Une once d'Elixir représente les parties volatiles de 12 grains d'Anis.

ÉLIXIR DE CITRONS.

Prenez. { Alcoolat de Citrons à 35 degrés, préparé avec 1/24ᵉ de Zestes .... / Sirop hydrolique simple .... } de chaque, parties égales.

N. B. Une once d'Elixir représente les parties aromatiques de 12 grains de Zestes.

ELIXIR DE FRAISES.

Prenez. { Alcoolat de Fraises à 30 degrés, préparé à parties égales .... / Sirop hydrolique simple .... } de chaque, parties égales.

N. B. Une once d'Elixir participe du parfum de 4 gros de Fraises.

ÉLIXIR DE FRAMBOISES.

Prenez. { Alcoolat à 30 degrés, préparé à parties égales d'Alcool et de Framboises... / Sirop hydrolique simple .... } de chaque, parties égales.

N. B. Une once d'Elixir participe du parfum de 4 gros de Framboises.

ÉLIXIR DE FLEURS D'ORANGER.

Prenez. { Alcoolat à 35 degrés, prép. dans la prop. de 4 onces de fl. récentes par livre. / Sirop hydrolique simple .... } de chaque, parties égales.

N. B. Une once d'Elixir représente les principes volatils d'un gros de fleurs récentes.

DES RATAFIAS.

Les Alcoolatures étant associées aux Sirops dans des proportions convenables, constituent des *Ratafias*. Ceux-ci résultent encore de l'union du Sucre avec des Alcoolatures *hydroliques*, ou avec des Sucs de fruits *alcoolisés* directement ou par suite de la fermentation qu'on leur a fait subir.

Les Ratafias étant naturellement colorés, diffèrent des Elixirs qui sont incolores ou colorés artificiellement. Ils en diffèrent encore par la quantité de sucre qui y figure, et qui est moindre pour eux que pour les Elixirs.

Les Ratafias doivent être composés de manière à pouvoir remplir des indications médicales, et flatter en même temps les sens du goût et de l'odorat.

Ils sont simples ou composés, selon que les Alcoolatures qui en font partie sont elles-mêmes simples ou composées, ou que les Sucs employés à leur préparation sont tirés d'une ou de plusieurs substances.

Lorsqu'ils sont composés, un nom propre, de ville ou de contrée, leur sert de terme spécifique.

RATAFIA D'ANIS.

Prenez. { Hydralcoolature d'Anis préparée au 30e .... 5 parties.
Sucre blanc .... 1 partie.

N. B. Huit gros de Ratafia représentent environ 16 grains d'Anis.

RATAFIA DE CAFÉ.

Prenez. { Hydralcoolature de Café torréfié préparée au 8e .... 7 parties.
Sucre blanc .... 1 partie.

N. B. Huit gros de Ratafia représentent un gros de Café torréfié.

RATAFIA DE QUINQUINA.

Prenez. { Alcoolature de Quinquina au 20e, préparée avec de l'Alcool à 25 degrés .... 5 parties.
Sirop hydrolique simple .... 1 partie.

N. B. Huit gros de Ratafia représentent 24 grains de Quinquina.

RATAFIA DE CASSIS.

Prenez. { Moût de Cassis alcoolisé, formé de 3 parties d'Hydralcool et d'une partie de Cassis .... 4 parties.
Sirop hydrolique simple .... 1 partie.

N. B. Cinq parties de Ratafia sont formées de : Alcool hydrolisé, 3; Cassis, 1; Sirop, 1.

RATAFIA DE COINGS.

Prenez. { Suc de Coings alcoolisé, formé de 2 parties de Suc et d'une partie d'Alcool à 35 deg... 3 parties.
Sucre blanc .... 1 partie.

N. B. Huit parties de Ratafia sont formées de : Suc, 4; Alcool, 2; Sucre, 2.

DES ALCOOLOTIFS,

ou médicamens alcooliques pour l'usage externe.

Parmi les médicamens qui composent la première série des Alcooliques, il en est qui, à cause de la dose élevée à laquelle les substances actives y figurent, sont presque exclusivement destinés à être employés à l'extérieur du corps. Ces médicamens peuvent être séparés des *Alcoolés*, des *Alcoolats* et des *Alcoolatures* auxquels ils appartiennent, pour être réunis en un genre particulier. Nous proposons de leur donner le nom d'*Alcoolotifs*, parce que ce terme indique la nature de leur excipient et leur mode d'emploi. Nous observerons cependant que l'on ne peut pas varier la *terminaison* de ce mot de manière à pouvoir spécifier les trois sortes d'Alcooliques qu'il comprend, ainsi que cela se pratique à l'égard des *Alcoolés*, des *Alcoolats* et des *Alcoolatures*.

Constitués aux dépens de trois genres de médicamens, et pouvant résulter de trois modes différens de préparation, les Alcoolotifs n'ont entre eux de commun que l'identité de leur excipient.

1er *Mode de prép.*	ALCOOLOTIF *d'Ammoniaque*	Alcool rectifié à 32 deg. Ammoniaq. liq. à 25 deg.	12 onces. 4 onces.
	ALCOOLOTIF *de Camphre*	Alcool rectifié à 35 deg. Camphre	14 onces. 2 onces.
	ALCOOLOTIF *de Deuto-Chlor. de Merc.*	Alcool rectifié à 30 deg. Deuto-Chlor. de Mercure	16 onces. 32 grains.
2e *Mode de prép.*	ALCOOLOTIF *d'Opium*	Alcool rectifié à 30 deg. Opium	16 onces. 16 scrup.
	ALCOOLOTIF *d'Euphorbe*	Alcool rectifié à 35 deg. Euphorbe en poudre	14 onces. 2 onces.
	ALCOOLOTIF *de Stramoine*	Alcool rectifié à 30 deg. F. séch. de Stramoine.	16 onces. 16 gros.
	ALCOOLOTIF *de Cantharides*	Alcool rectifié à 30 deg. Cantharides en poudre.	16 onces. 16 gros.
3e *Mode de prép.*	ALCOOLOTIF térébenthiné de *Fioraventi.*	Alcool rectifié à 32 deg. Ingrédiens divers	2 marcs. 1 marc.

DES MÉDICAMENS ÉTHÉROLIQUES.

Les médicamens nommés *éthéroliques* ont presque tous l'Ether sulfurique pour excipient. Plusieurs cependant sont préparés avec l'Ether acétique.

Les Ethéroliques embrassent trois genres de médicamens bien distincts : les *Éthérolés*, les *Éthérolats*, et les *Éthérolatures*. Les premiers résultent immédiatement de la *Solution*; les seconds sont préparés par *Distillation*, et les derniers par *Macération*.

Parmi ces médicamens, il en est quelques uns qui ne sont employés qu'à l'extérieur, à cause de l'énergie de leur action. Pour les distinguer de ceux qui sont destinés à être pris à l'intérieur, nous leur avons donné la dénomination particulière d'*Éthérolotifs*.

Pour la préparation des Ethéroliques, l'Ether sulfurique doit être rectifié et marquer 55 degrés à l'aréomètre de *Baumé*. Mélangé à parties égales avec de l'Alcool rectifié à 35 degrés, il porte le nom d'*Éther sulfurique alcoolisé*.

Lorsque les Ethéroliques sont simples, ils tirent leur nom spécifique de la substance qui donne à l'Ether des propriétés nouvelles.

Lorsqu'ils sont composés, au lieu du nom des diverses substances qui les composent, on met un adjectif destiné à faire connaître les propriétés de l'Ethérolique, et un nom propre qui sert de terme spécifique.

TABLEAU

DE LA CLASSIFICATION DES ÉTHÉROLIQUES.

ÉTHÉROLIQUES.	ÉTHÉROLÉS	*sulfuriques* *acétiques*	d'Oléules, de Résines, etc.
	ÉTHÉROLATS	*de Racines* *d'Écorces* *de Fleurs* *de Semences, etc.*	simples et composés.
	ÉTHÉROLATURES	*sulfuriques*	proprement dites. alcooliques.
		acétiques	proprement dites. alcooliques.
	ÉTHÉROLOTIFS	*par Solution* *par Macération* *par Distillation*	simples et composés.

DES ÉTHÉROLÉS.

Les *Éthérolés* sont des médicamens liquides formés d'Ether et de principes médicamenteux qui y ont été unis en totalité par *solution directe* ou par *simple mixtion.*

On les obtient par la solution dans l'Ether sulfurique, d'un corps simple, d'une substance saline, d'une résine pure, ou de tout autre principe immédiat des végétaux ou des animaux.

Les Éthérolés diffèrent des Ethérolatures en ce que les produits que l'on obtient par l'évaporation de leur excipient, ne constituent jamais d'*Extraits*, tandis que l'on obtient toujours ces derniers par la concentration des Teintures éthéroliques. Souvent analogues aux Ethérolats par la nature de leur composition, ils s'en distinguent par un mode tout-à-fait différent de préparation.

L'*Éther acétique* est quelquefois substitué à l'*Éther sulfurique* pour la préparation de ces médicamens, qui, dans ce cas, reçoivent la qualification d'*Acétiques.*

ÉTHÉROLÉS	*d'Iode*	Éther sulfurique rectifié	11 parties.
		Iode	1 partie.
	de Phosphore	Éther sulfurique	4 onces.
		Phosphore	16 grains.
	d'Iodure rouge de Mercure.	Éther sulfurique	4 onces.
		Deuto-Iodure de Mercure	8 grains.
	d'Hydro-Chlorate de Fer.	Éther sulfurique alcoolisé	14 onces.
		Hydro-Chlorate de Peroxide de Fer	2 onces.
	de Camphre	Éther sulfurique	15 parties.
		Camphre	1 partie.
	d'Oléule de Camomille	Éther sulfurique	7 onces.
		Oléule de Fleurs de Camomille	1 once.
	d'Oléule de Genièvre	Éther sulfurique	7 onces.
		Oléule de Baies de Genièvre	1 once.
	d'Oléule de Lavande	Éther sulfurique	7 onces.
		Oléule de Fleurs de Lavande	1 once.
	de Pyroléule de Succin	Éther sulfurique	15 onces.
		Pyroléule de Succin	1 once.
	de Pyroléule de Bois de Cerf	Éther sulfurique	15 onces.
		Pyroléule de Bois de Cerf	1 once.

DES ÉTHÉROLATS.

De la *distillation* des Ethérolatures aromatiques, résultent des liquides incolores nommés *Éthérolats*. On obtient encore ces médicamens en distillant directement de l'Ether sulfurique sur des substances aromatiques. Formés d'Ether et d'Oléules, ou d'autres principes volatils que contiennent les substances soumises à la distillation, on pourrait croire qu'ils jouissent de propriétés actives ; mais il en est autrement, parce que l'Ether étant beaucoup plus volatil que les Oléules, ne peut en entraîner que de petites quantités.

Comme les Ethérolats sont entièrement volatils et incolores, ils ont dû être séparés des Éthérolatures qui sont colorées, et qui contiennent des parties fixes. Ils se distinguent des Éthérolés par leur mode de préparation.

ÉTHÉROLAT DE VALÉRIANE.

Prenez.	Éther sulfurique	4 livres	ou	4 onces.	8 parties.
	Racine de Valériane officinale réduite en poudre	8 onces		4 gros.	1 partie.

Faites macérer la racine dans le menstrue pendant 24 heures, et distillez ensuite dans un appareil convenable.

ÉTHÉROLAT DE SAGAPÉNUM.

Prenez.	Éther sulfurique	4 livres	ou	4 onces.	8 parties.
	Sagapénum	8 onces		4 gros.	1 partie.

Faites macérer le Sagapénum dans l'Éther pendant le temps nécessaire pour en former une teinture que vous distillerez ensuite selon l'art.

ÉTHÉROLAT D'ASSA-FOETIDA.

Prenez.	Éther sulfurique	4 livres	ou	4 onces.	8 parties.
	Assa-Fœtida	8 onces		4 gros.	1 partie.

Faites macérer l'Assa-Fœtida dans l'Éther pendant quelques jours, et distillez ensuite selon l'art.

ÉTHÉROLAT D'AMBRE.

Prenez.	Éther sulfurique alcoolisé à parties égales	16 onces	ou	1 once.	48 parties.
	Ambre gris réduit en fragmens	8 scrup.		12 grains.	1 partie.

Faites macérer l'Ambre dans le menstrue pendant 24 heures, et distillez ensuite selon l'art.

ÉTHÉROLAT DE CASTORÉUM.

Prenez.	Éther sulfurique	4 livres	ou	1 once.	16 parties.
	Castoréum pulvérisé	4 onces		1/2 gros.	1 partie.

Faites macérer le Castoréum dans l'Éther pendant 24 heures, et distillez ensuite dans un appareil convenable.

DES ÉTHÉROLATURES.

De l'action directe de l'Ether sulfurique sur des substances organiques susceptibles de céder à cet agent plusieurs principes médicamenteux, résultent des liquides que nous appelons *Éthérolatures*. Comme ces teintures sont toujours plus ou moins colorées, elles ont dû être séparées des Éthérolats qui sont incolores. Elles se distinguent des Ethérolés par un mode différent de préparation, et par la propriété qu'elles ont de fournir un extrait ou matière extractiforme par la concentration.

L'*Éther acétique* est quelquefois substitué à l'Ether sulfurique pour la préparation des Teintures éthéroliques; d'autres fois on emploie l'*Ether sulfurique alcoolisé*. On les divise en *Éthérolatures sulfuriques* et en *Éthérolatures acétiques*.

ÉTHÉROLATURES.	*d'Angélique*	Éther sulfurique	16 onces	ou	8 parties.
		Rac. sèche d'Angélique de *Bohême*	16 gros	ou	1 partie.
	d'Écorce de Winter	Éther sulfurique	16 onces	ou	8 parties.
		Écorce de Wintérée aromatiq. pulv.	16 gros	ou	1 partie.
	de Digitale	Ether sulfurique	16 onces	ou	8 parties.
		Feuilles de Digitale pourprée en p.	16 gros	ou	1 partie.
	de Stœchas	Éther sulfurique	16 onces	ou	16 parties.
		Épis fleuris de Lavande *Stœchas*.	8 gros	ou	1 partie.
	de Cumin	Ether sulfurique	16 onces	ou	8 parties.
		Sem. de Cumin officinal en poud.	16 gros	ou	1 partie.
	d'Oppopanax	Ether sulfurique	20 onces	ou	5 parties.
		Oppopanax	4 onces	ou	1 partie.
	de Galbanum	Ether sulfurique	20 onces	ou	5 parties.
		Galbanum	2 onces	ou	1 partie.
	de Castoréum	Ether sulfurique	14 onces	ou	7 parties.
		Castoréum en poudre	2 onces	ou	1 partie.
ÉTHÉROLATURES.	ACÉTIQUE *de Scille*	Ether acétique	16 onces	ou	8 parties.
		Sq. de Scille maritime en poudre.	16 gros	ou	1 partie.
	ACÉTIQUE *de Castoréum.*	Ether acétique	14 onces	ou	7 parties.
		Castoréum en poudre	2 onces	ou	1 partie.

DES ÉTHÉROLOTIFS,

ou médicamens éthéroliques pour l'usage externe.

Parmi les médicamens éthéroliques, il en est un certain nombre qui sont exclusivement destinés à être employés à l'extérieur. Dépendant tantôt des Ethérolés et tantôt des Éthérolats ou des Éthérolatures, ces médicamens sont dépourvus de caractères généraux qui leur soient communs. Mais comme leur destination particulière exige presque toujours que les substances actives y figurent à des doses plus fortes, nous les avons séparés des genres ci-dessus, et nous les avons réunis sous le nom *d'Éthérolotifs*. De cette manière, ils ne seront plus confondus avec ceux des Ethéroliques que l'on emploie plus particulièrement à l'intérieur.

Nous ferons remarquer, cependant, que leur nom générique a une signification trop étendue, puisqu'il comprend des médicamens auxquels trois modes de préparation sont applicables.

ÉTHÉROLOTIFS.	*par Solution*....	ÉTHÉROLOTIF *de Camphre*..............	Ether sulfurique................	14 onces.
			Camphre.........................	2 onces.
		ÉTHÉROLOTIF *de Cantharidine*.........	Ether sulfurique..............	4 onces.
			Cantharidine....................	32 grains.
		ÉTHÉROLOTIF *de Naphte*...............	Ether sulfurique..............	12 onces.
			Naphte..........................	4 onces.
	par Macération.	ÉTHÉROLOTIF *de Sabine*................	Ether sulfurique..............	16 onces.
			Feuilles de Genévrier *Sabine*.	16 gros.
		ÉTHÉROLOTIF *de Cantharides*..........	Ether sulfurique................	16 onces.
			Cantharides......................	8 gros.
		ÉTHÉROLOTIF *d'Euphorbe*..............	Ether sulfurique..............	16 onces.
			Euphorbe.......................	8 gros.
	par Distillation.	ÉTHÉROLOTIF AMMONIACAL *de Hunter*.	Ether sulfurique................	24 onces.
			Alcoolé d'Ammon. liq. à p. ég.	16 onces.
			TOTAL.....	40 onces.
			Liquidambar....................	16 gros.
			Macis............................	8 gros.
			Girofles..........................	4 gros.
			Pyroléule de Succin..........	4 gros.
			Produit de la Distillation...	32 onces.

DES MÉDICAMENS ACÉTOLIQUES.

Chargé de principes médicamenteux, le Vinaigre constitue une classe de médicamens que nous nommons *acétoliques*.

Ces médicamens ne diffèrent pas seulement les uns des autres sous le rapport des élémens dont ils sont composés; une différence non moins notable résulte des trois modes généraux de préparation qui leur sont applicables. De là la nécessité d'en former, comme il a été fait pour les médicamens qui précèdent, trois genres qui sont : les *Acétolés*, les *Acétolats* et les *Acétolatures*.

Quant aux Acétoliques, qui sont exclusivement destinés à être employés à l'extérieur en vertu d'une composition spéciale ou à cause de l'énergie de leur action, ils recevront la dénomination *d'Acétolotifs*.

Quand les médicamens acétoliques sont simples, leur dénomination particulière se forme par la réunion du nom générique à celui des substances qui les constituent médicamens.

Quand ils sont composés, elle résulte de l'union du même nom générique avec un adjectif qui les qualifie, le tout suivi d'un nom propre (ordinairement celui de l'inventeur) qui en constitue le terme spécifique.

TABLEAU

DE LA CLASSIFICATION DES ACÉTOLIQUES.

Classe	Genre	Espèces	
ACÉTOLIQUES.	ACÉTOLÉS	*salins*	
		oléuliques, etc.	
	ACÉTOLATS	*de Racines*	simples et composés.
		d'Écorces	
		de Feuilles	
		de Fleurs	
		de Semences, etc.	
	ACÉTOLATURES	*de Racines*	simples et composées.
		d'Écorces	
		de Feuilles	
		de Fleurs	
		de Semences	
		de Gommes-Résines	
	ACÉTOLOTIFS	*par Solution*	simples et composés.
		par Macération	
		par Distillation	

DES ACÉTOLÉS.

Les *Acétolés* sont des médicamens formés de vinaigre distillé et de principes médicamenteux qui y sont unis en totalité par *solution* directe.

Privés de la propriété dont jouissent les teintures acétoliques de donner des extraits par la concentration, ces médicamens devaient en être séparés. Préparés par simple solution, ils ne pouvaient pas non plus être confondus avec les Acétolats, la distillation étant nécessaire à la préparation de ces derniers.

ACÉTOLÉ DE CAMPHRE.

Prenez.	Vinaigre distillé	16 onces	ou	1 once.	96 parties.
	Camphre	4 scrup.		6 grains.	1 partie.

ACÉTOLÉ D'ÉTHER.

Prenez.	Vinaigre distillé	15 onces	ou	15 gros.	15 parties.
	Ether sulfurique	1 once		1 gros.	1 partie.

ACÉTOLÉ DE PYROLÉULE DE SUCCIN.

Prenez.	Vinaigre distillé	16 onces	ou	1 once.	576 parties.
	Pyroléule de Succin	16 gouttes		1 goutte.	1 partie.

ACÉTOLÉ DE SUCRE.

Prenez.	Vinaigre distillé	14 onces	ou	14 gros.	7 parties.
	Sucre blanc	2 onces		2 gros.	1 partie.

ACÉTOLÉ DE MIEL.

Prenez.	Vinaigre distillé	14 onces	ou	14 gros.	7 parties.
	Miel de Narbonne	2 onces		2 gros.	1 partie.

ACÉTOLÉ DE SULFATE DE QUININE.

Prenez.	Vinaigre distillé	16 onces	ou	1 once.	24 parties.
	Sulfate de Quinine	16 scrup.		1 scrup.	1 partie.

ACÉTOLÉ DE SULFATE DE MORPHINE.

Prenez.	Vinaigre distillé	16 onces	ou	1 once.	576 parties.
	Sulfate de Morphine	16 grains		1 grain.	1 partie.

ACÉTOLÉ D'ACÉTATE DE FER.

Prenez.	Vinaigre distillé	14 onces	ou	14 gros.	7 parties.
	Acétate liquide de Peroxide de Fer	2 onces		2 gros	1 partie.

DES ACÉTOLATS.

Les *Acétolats* sont des médicamens liquides résultant de la distillation du Vinaigre sur une ou plusieurs substances végétales aromatiques. Formés de Vinaigre et d'Oléules, ou autres principes volatils, ces médicamens ne sont peut-être pas aussi souvent employés qu'ils devraient l'être.

Les Acétolats étant incolores et entièrement vaporisables, on a dû les séparer des teintures acétoliques qui sont colorées et chargées de parties fixes. Leur mode de préparation différant de celui des Acétolés, ils ont également dû en être distingués.

Ces médicamens sont simples ou composés, selon qu'ils participent des propriétés d'une ou de plusieurs substances.

ACÉTOLAT DE CALAMUS.

Prenez.	Vinaigre blanc	12 livres	ou	12 parties.
	Racine d'Acore aromatique	16 onces		1 partie.

Faites macérer la racine dans le vinaigre pendant 24 heures, et distillez ensuite au bain de sable dans un alambic de verre. Retirez *Acétolat*........ 8 livres ou 8 parties.

ACÉTOLAT DE CANNELLE.

Prenez.	Vinaigre blanc	12 livres	ou	24 parties.
	Ecorce concassée de Laurier-*Cannellier*	8 onces		1 partie.

Après avoir fait macérer l'écorce dans le menstrue pendant 24 heures, on distille au bain de sable, dans une cornue de verre, et l'on retire *Acétolat*........ 8 livres ou 16 parties.

ACÉTOLAT D'ESTRAGON.

Prenez.	Vinaigre blanc	12 livres	ou	6 parties.
	Feuilles fraîches d'Armoise-*Estragon*	2 livres		1 partie.

Les feuilles étant pilées, on les met dans la cucurbite d'un alambic de verre; on ajoute le vinaigre, et on procède à la distillation au bain de sable. On retire *Acétolat*........ 8 livres ou 4 parties.

ACÉTOLAT DE SAUGE.

Prenez.	Vinaigre blanc	12 livres	ou	6 parties.
	Feuilles récentes de Sauge officinale	2 livres		1 partie.

Pilez les feuilles; mettez-les dans la cucurbite d'un alambic de verre; versez le vinaigre par dessus, et procédez à la distillation. Retirez *Acétolat*........ 8 livres ou 4 parties.

ACÉTOLAT DE CITRONS.

Prenez.	Vinaigre blanc	12 livres	ou	24 parties.
	Zestes de Citrons récens	8 onces		1 partie.

Distillez selon l'art pour obtenir *Acétolat*........ 8 livres ou 16 parties.

DES ACÉTOLATURES.

De l'action du Vinaigre sur des substances végétales susceptibles de céder à ce menstrue des principes médicamenteux plus ou moins compliqués, résultent des Teintures auxquelles nous donnons le nom *d'Acétolatures*. Elles se distinguent de tous les autres médicamens acétoliques, et notamment des Acétolés, par la propriété qu'elles ont de donner des extraits par la concentration, indépendamment des principes qui constituent le vinaigre. Comme les Acétolatures sont toujours plus ou moins colorées, elles ne peuvent encore par cette raison être confondues avec les Acétolats qui sont incolores.

Sous le rapport des substances dont elles sont formées, on doit distinguer deux sortes d'Acétolatures; les simples et les composées. Les premières sont celles qui résultent de l'action du vinaigre sur une seule substance; les secondes sont celles qui contiennent les principes actifs de plusieurs drogues.

ACÉTOLATURE *de Squammes de Scille.*

Prenez.					
	Vinaigre blanc	16 onces	ou	1 once.	16 parties.
	Squammes de Scille maritime, desséchées et incisées	8 gros		1/2 gros.	1 partie.

Faites macérer les squammes dans le vinaigre pendant un mois, passez et filtrez.

ACÉTOLATURE *de Bulbes de Colchique.*

Prenez.					
	Vinaigre blanc	16 onces	ou	1 once.	8 parties.
	Bulbes récens de Colchique d'automne	16 gros		1 gros.	1 partie.

Après avoir pilé les bulbes, on les fait macérer dans le menstrue pendant 15 jours, et on filtre au papier.

ACÉTOLATURE *de Semences de Colchique.*

Prenez.					
	Vinaigre blanc	16 onces	ou	1 once.	4 parties.
	Semences de Colchique d'automne	4 onces		2 gros.	1 partie.

Faites macérer les semences dans le vinaigre pendant un mois, et filtrez ensuite au papier.

ACÉTOLATURE *de Piment annuel.*

Prenez.					
	Vinaigre blanc	16 onces	ou	1 once.	16 parties.
	Fruits rouges et récens de Piment annuel	8 gros		1/2 gros.	1 partie.

Faites macérer les fruits dans le vinaigre pendant un mois; passez et filtrez.

ACÉTOLATURE *de Feuilles d'Estragon.*

Prenez.					
	Vinaigre blanc	16 onces	ou	1 once.	8 parties.
	Feuilles récentes d'Armoise-*Estragon*	16 gros		1 gros.	1 partie.

Incisez les feuilles, faites-les macérer dans le vinaigre pendant 15 jours; passez et filtrez.

DES ACÉTOLOTIFS.

Parmi les médicamens acétoliques, il en est un certain nombre qui sont exclusivement destinés à l'usage externe. Considérés par rapport à leurs élémens constitutifs, ces médicamens appartiennent aux *Acétolés*, aux *Acétolats*, ou aux *Acétolatures*. Mais comme les substances actives y figurent à des doses différentes (ordinairement plus fortes), leur composition n'est plus la même; elle est relative à l'emploi spécial qu'on doit en faire, et une dénomination particulière doit leur être consacrée. Nous proposons de les appeler *Acétolotifs*.

Constitués par trois genres de médicamens et obtenus par différens modes de préparation, les acétolotifs sont dépourvus de caractères généraux qui leur soient communs.

ACÉTOLOTIFS.	*par Solution*.....	ACÉTOLOTIF *d'Acide sulfurique*....	Vinaigre distillé........................	16 onces.
			Acide sulfurique........................	8 scrup.
		ACÉTOLOTIF *d'Acétate de Plomb*..	Vinaigre distillé........................	16 onces.
			Acétate de Plomb cristallisé.........	4 scrup.
		ACÉTOLOTIF *d'Acétate de Zinc*....	Vinaigre distillé........................	16 onces.
			Acétate de Zinc........................	4 scrup.
		ACÉTOLOTIF *de Sulfate de Zinc*....	Vinaigre distillé........................	16 onces.
			Sulfate de Zinc........................	4 scrup.
	par Macération.	ACÉTOLOTIF *d'Hellébore*............	Vinaigre blanc........................	16 onces.
			Racine d'Hellébore noir en poudre	16 gros.
		ACÉTOLOTIF *de Roses rouges*.......	Vinaigre rouge........................	16 onces
			Fleurs sèches de Rosier de Provins.	8 gros.
		ACÉTOLOTIF *de Staphysaigre*.......	Vinaigre blanc........................	16 onces.
			Sem. de Dauphinelle *Staphysaigre*.	8 gros.
		ACÉTOLOTIF *d'Opium*..............	Vinaigre blanc........................	16 onces.
			Opium coupé en morceaux.........	8 gros.
	par Distillation.	ACÉTOLOTIF *de Fl. de Sureau*.....	Vinaigre, 12 livres pour en retirer.	8 livres.
			Fleurs sèches de Sureau noir.......	16 onces.
		ACÉTOLOTIF *de Sem. de Moutarde*.	Vinaigre, 12 livres pour en retirer.	8 livres.
			Semences de Moutarde blanche....	16 onces.

DES MÉDICAMENS OENOLIQUES.

Les médicamens nommés *OEnoliques* sont ceux qui ont pour excipient un vin quelconque.

Les uns s'obtiennent en dissolvant directement dans du vin certains principes immédiats des végétaux, ou quelque substance saline; les autres, en faisant agir le même menstrue sur des substances organiques susceptibles de lui céder des parties extractives. De là naissent deux genres de médicamens qui sont : les *OEnolés* et les *OEnolatures* ou Teintures vineuses.

Ceux d'entre ces médicamens qui sont spécialement destinés à l'usage externe, recevront la dénomination particulière d'*OEnolotifs*.

Le vin de Malaga étant un de ceux qui s'altèrent le plus difficilement en raison de ses qualités spiritueuses, est aussi celui auquel nous donnons la préférence pour la préparation des OEnoliques. Dans certains cas cependant, il convient de le remplacer par d'autres espèces de vin, tels que ceux de Madère, de Lunel, de Bordeaux.

Comme le caractère distinctif de toutes les Teintures est de fournir une matière extractive par la concentration, et comme ce caractère appartient également au vin seul, on aurait pu à la rigueur réunir les OEnolés et les OEnolatures sous cette dernière dénomination. Il est inutile d'ajouter qu'il ne peut pas exister de médicamens sous le nom *d'OEnolats;* ils ne pourraient être que le résultat de la distillation, et le vin, lorsqu'il est soumis à cette opération, change totalement de nature.

TABLEAU

DE LA CLASSIFICATION DES OENOLIQUES.

OENOLIQUES...	OENOLÉS......................	*salins*........................	
		non salins..................	
	OENOLATURES	*de Racines*.................	simples et composées.
		de Bois......................	
		d'Écorces..................	
		de Feuilles.................	
		de Fleurs...................	
		de Semences...............	
		de Substances animales...	
	OENOLOTIFS....................	*préparés par Solution*.....	simples et composés.
		préparés par Macération.	

DES OENOLÉS.

Médicamens liquides destinés à l'usage interne, formés de vin et de principes médicamenteux qui y sont unis en totalité par *solution* directe.

On les obtient en dissolvant dans du vin quelque substance saline, ou l'un des principes immédiats des végétaux, tels que le Camphre, le Miel, le Sucre.

Comme, abstraction faite des élémens du vin, les OEnolés sont privés de la propriété de donner des extraits par la concentration, ils ont dû être séparés des OEnolatures, qui en fournissent toujours.

OENOLÉ DE CAMPHRE.

Prenez.					
	Vin de Lunel	16 onces	ou	1 once.	576 parties.
	Camphre précipité par l'eau de sa solution alcoolique	16 grains		1 grain.	1 partie.

N. B. Une once d'OEnolé contient un grain de Camphre.

OENOLÉ DE SUCRE.

Prenez.					
	Vin de Bordeaux	12 onces	ou	12 gros.	3 parties.
	Sucre blanc	4 onces		4 gros.	1 partie.

N. B. Huit gros d'OEnolé contiennent deux gros de Sucre.

OENOLÉ DE SUCRE VANILLÉ.

Prenez.					
	Vin de Bordeaux	12 onces	ou	12 gros.	3 parties.
	Saccharolé de Saccharure de Vanille à parties égales	4 onces		4 gros.	1 partie.

N. B. Huit gros d'OEnolé représentent 1 grain de Vanille.

OENOLÉ DE MIEL.

Prenez.					
	Vin de Bordeaux	12 onces	ou	12 gros.	3 parties.
	Miel de Narbonne	4 onces		4 gros.	1 partie.

N. B. Huit gros d'OEnolé contiennent deux gros de Miel.

OENOLÉ DE SULFATE DE QUININE.

Prenez.					
	Vin de Malaga	16 onces	ou	1 once.	576 parties.
	Sulfate de Quinine	16 grains		1 grain.	1 partie.

Mêlez et facilitez la solution du sulfate par l'addition de 16 gouttes d'acide sulfurique hydrolisé.

N. B. Une once d'OEnolé contient 1 grain de substance active.

OENOLÉ D'ACÉTATE DE FER.

Prenez.					
	Vin de Chablis	16 onces	ou	1 once.	96 parties.
	Acétate de Peroxide de Fer, liquide	4 scrup.		6 grains.	1 partie.

N. B. Une once d'OEnolé contient 6 grains d'Acétate liquide.

DES ŒNOLATURES.

En faisant macérer dans le vin, des racines, des écorces, des feuilles ou d'autres substances organiques également susceptibles de céder à ce menstrue des parties extractives, on obtient des médicamens liquides que nous nommons *Œnolatures*.

Comme, abstraction faite des élémens du vin, les OEnolatures fournissent une matière extractive par la concentration, on a dû les séparer des Œnolés qui sont privés de cette propriété.

OENOLATURE DE GINGEMBRE.

Prenez			ou	
	Vin de Madère	16 onces		32 parties.
	Racine d'Amome-*Gingembre* en poudre	4 gros		1 partie.

OENOLATURE DE GENTIANE.

Prenez			ou	
	Vin de Malaga	16 onces		16 parties.
	Racine sèche et coupée de Gentiane jaune	8 gros		1 partie.

OENOLATURE DE SQ. DE SCILLE.

Prenez			ou	
	Vin de Malaga	16 onces		16 parties.
	Squammes desséchées de Scille maritime	8 gros		1 partie.

OENOLATURE DE BULBES DE COLCHIQUE.

Prenez			ou	
	Vin de Malaga	16 onces		4 parties.
	Bulbes récens de Colchique d'automne	32 gros		1 partie.

OENOLATURE DE SEMENCES DE COLCHIQUE.

Prenez			ou	
	Vin de Malaga	16 onces		4 parties.
	Semences de Colchique d'automne	4 onces		1 partie.

OENOLATURE DE QUASSIA.

Prenez			ou	
	Vin de Madère	16 onces		24 parties.
	Bois de Quassie amère pulvérisé	16 scrup.		1 partie.

ŒNOLATURE DE QUINQUINA.

Prenez			ou	
	Vin de Malaga	16 onces		16 parties.
	Quinquina jaune royal réduit en poudre	8 gros		1 partie.

OENOLATURE DE CANNELLE.

Prenez			ou	
	Vin d'Alicante	16 onces		16 parties.
	Poudre de Cannelle de Ceylan	8 gros		1 partie.

OENOLATURE D'ABSYNTHE.

Prenez			ou	
	Vin de Madère	16 onces		16 parties.
	Feuilles d'Armoise-*Absynthe*, sèches et incisées	8 gros		1 partie.

OENOLATURE DE CORIANDRE.

Prenez			ou	
	Vin de Lunel	16 onces		24 parties.
	Semences de Coriandre cultivée	16 scrup.		1 partie.

DES OENOLOTIFS.

Parmi les médicamens œnoliques, il en est un certain nombre qui sont exclusivement destinés à l'usage externe, et dont l'action n'est pour ainsi dire que locale. Par rapport à leurs élémens constitutifs, ces médicamens appartiennent aux *OEnolés* et aux *OEnolatures*. Mais comme leur composition n'est pas exactement la même, et que les substances actives y figurent presque toujours à des doses plus fortes, nous les en avons séparés et classés sous la dénomination particulière *d'OEnolotifs*. De cette manière ils ne seront plus confondus avec ceux que l'on emploie à l'intérieur, et dont on obtient des effets plus généraux.

Appartenant à deux genres de médicamens, deux modes de préparation leur sont aussi applicables.

OENOLOTIFS PRÉPARÉS PAR SOLUTION.

OENOLOTIF D'ACÉTATE DE FER.

Prenez.	Vin de Chablis	16 onces	ou	1 once.	24.
	Acétate de Peroxide de Fer, liquide	16 scrup.		1 scrup.	1.

OENOLOTIF D'HYDRO-CHLORATE D'AMMONIAQUE.

Prenez.	Vin de Chablis	15 onces	ou	15 gros.	15.
	Hydro-Chlorate d'Ammoniaque	1 once		1 gros.	1.

OENOLOTIF D'ÉMÉTIQUE.

Prenez.	Vin de Chablis	16 onces	ou	1 once.	96.
	Tartrate de Potasse et d'Antimoine	4 scrup.		6 grains.	1.

OENOLOTIFS PRÉPARÉS PAR MACÉRATION.

OENOLOTIF DE FL. DE SUREAU.

Prenez.	Vin de Chablis	16 onces	ou	1 once.	16.
	Fleurs sèches de Sureau noir	8 gros		1/2 gros.	1.

OENOLOTIF DE ROSES ROUGES.

Prenez.	Vin de Bordeaux	16 onces	ou	1 once.	16.
	Roses rouges desséchées	8 gros		1/2 gros.	1.

OENOLOTIF D'ÉCORCE DE GRENADES.

Prenez.	Vin de Bordeaux	16 onces	ou	1 once.	16.
	Ecorce de Grenades réduite en poudre	8 gros		1/2 gros.	1.

DES MÉDICAMENS BRYTOLIQUES.

La Bière peut se charger de principes médicamenteux qu'elle dissout directement ou au moyen de la macération; dans cet état, elle constitue une classe de médicamens auxquels nous donnons le nom de *Brytoliques*.

Cette classe ne renferme que deux genres; les *Brytolés* et les *Brytolatures*, parce que la Bière comme le Vin ne pouvant être soumise à la distillation sans changer entièrement de nature, ne peut pas donner naissance à des *Brytolats*.

La Bière seule fournit, de même que les Brytolatures, une matière extractive par la concentration; cette circonstance établit entre les Brytolés et les Brytolatures, une analogie qui permettrait jusqu'à un certain point de les confondre sous cette dernière dénomination.

Le plus grand nombre des Brytoliques sont préparés par solution ou par macération, mais quelquefois les substances médicamenteuses qui y figurent sont associées à la Bière avant la fermentation qu'elle doit subir, parce que c'est un moyen d'en modifier les propriétés. Prompts à s'altérer, ces médicamens sont rarement employés en médecine.

TABLEAU

DE LA CLASSIFICATION DES BRYTOLIQUES.

BRYTOLIQUES.	BRYTOLÉS	de principes immédiats. de substances salines.	
	BRYTOLATURES	de Racines d'Ecorces de Feuilles de Fleurs de Fruits, etc.	simples et composées.

DES BRYTOLÉS.

Les *Brytolés* sont des médicamens liquides formés de Bière et de principes médicamenteux qui y sont unis en totalité par *solution* directe.

On les obtient en faisant dissoudre dans la Bière quelque substance saline, ou l'un des principes immédiats des végétaux, tel que le Camphre.

Comme, abstraction faite des élémens de la Bière, les Brytolés sont privés de la propriété de donner des extraits par la concentration, ils ont dû être séparés des Brytolatures qui en fournissent toujours.

BRYTOLÉ *de Camphre.*

Prenez. { Bière nouvelle........ 16 onces.
Camphre précipité par l'eau de sa solution alcoolique........ 8 grains ou 2 grains par verre.

BRYTOLÉ *de Nitrate de Potasse.*

Prenez. { Bière........ 16 onces.
Nitrate de Potasse........ 4 grains ou 1 grain par verre.

BRYTOLÉ *d'Hydro-Chlorate d'Ammoniaque.*

Prenez. { Bière........ 16 onces.
Hydro-Chlorate d'Ammoniaque........ 4 grains ou 1 grain par verre.

BRYTOLÉ *de Sulfate de Quinine.*

Prenez. { Bière........ 16 onces.
Sulfate de Quinine........ 4 grains ou 1 grain par verre.

BRYTOLÉ *d'Acétate de Plomb.*

Prenez. { Bière........ 16 onces.
Acétate de Potasse........ 8 grains ou 2 grains par verre.

DES BRYTOLATURES.

Certaines substances végétales, feuilles, fleurs ou racines, étant soumises à l'action directe de la Bière, lui cèdent divers principes, et il en résulte des liquides que l'on filtre et que nous nommons *Brytolatures*. Ces médicamens constituent des Teintures qui diffèrent des Brytolés par la propriété qu'elles ont de fournir une matière extractive par la *concentration*, circonstance qui ne se présente pas dans les Brytolés, si on fait toutefois abstraction des élémens qui constituent la Bière.

Promptes à s'altérer, les Brytolatures doivent être considérées comme des médicamens magistraux, et n'être préparées qu'à mesure des besoins.

BRYTOLATURE
de Gentiane.

Prenez.	Bière nouvelle	16 onces	ou	1 once.	48 parties.
	Rac. de Gentiane jaune coupée en fragmens	8 scrup.		12 grains.	1 partie.

Faites macérer la racine dans le menstrue pendant 4 jours, et passez ensuite au travers d'un tissu convenable.

BRYTOLATURE
de Gingembre.

Prenez.	Bière nouvelle	16 onces	ou	1 once.	48 parties.
	Rac. d'Amome-*Gingembre* réduite en poudre grossière	8 scrup.		12 grains.	1 partie.

Faites macérer la racine dans le menstrue pendant 4 jours, et passez ensuite au travers d'un tissu convenable.

BRYTOLATURE
de Quinquina.

Prenez.	Bière nouvelle	16 onces	ou	1 once.	48 parties.
	Quinquina jaune royal réduit en poudre	8 scrup.		12 grains.	1 partie.

Faites macérer le Quinquina dans la Bière pendant 4 jours, et filtrez ensuite au papier.

BRYTOLATURE
de Petite Centaurée.

Prenez.	Bière nouvelle	16 onces	ou	1 once.	48 parties.
	Sommités fleuries et sèches de Gentiane *Centaurée*	8 scrup.		12 grains.	1 partie.

Faites macérer la Centaurée dans la Bière pendant 4 jours, et passez ensuite à travers un linge de laine.

DÈS MÉDICAMENS ÉLÆOLIQUES.

Les médicamens que nous nommons *élæoliques* sont ceux qui ont une Huile quelconque pour excipient, mais plus particulièrement celles d'Olives et d'Amandes douces. Ils ne forment, à proprement parler, qu'un genre sous le nom *d'Élæolés;* mais comme plusieurs modes de préparation leur sont applicables, il sera sans doute nécessaire d'en établir plusieurs.

TABLEAU

DE LA CLASSIFICATION DES ÉLÆOLIQUES.

ÉLÆOLIQUES...............	*par Mixtion*........................	Elæolés d'Oléules.
	par Solution........................	Elæolés de Résines.
	par Macération.....................	Elæolés de substances animales.
	par Décoction......................	Elæolés de Feuilles.
		Elæolés de Fleurs.
		Elæolés de Semences, etc.

DES ÉLÆOLÉS.

Les *Élæolés* sont formés d'Huile et de principes médicamenteux qui y ont été unis de plusieurs manières. Les uns résultent tantôt du simple mélange d'une Huile avec d'autres liquides analogues, tantôt de la solution directe et complète, dans le même menstrue, de certains principes immédiats, végétaux ou animaux. On obtient les autres, soit en faisant macérer dans l'Huile des substances organiques susceptibles de lui céder divers principes médicamenteux, mais non de s'y dissoudre en entier, soit en les y faisant bouillir. Dans ce dernier cas, on emploie l'eau comme intermédiaire.

Les Élæolés sont simples ou composés, selon qu'ils participent des propriétés d'une ou de plusieurs substances, outre l'excipient.

ÉLÆOLÉS PRÉPARÉS PAR MIXTION.

ÉLÆOLÉ
d'Oléule de Camomille.

Prenez.	Huile d'Olives	15 onces	ou	15 gros.	15.
	Oléule de Camomille	1 once		1 gros.	1.

ÉLÆOLÉ
d'Oléule de Cubèbes.

Prenez.	Huile d'Amandes douces	16 onces	ou	1 once.	48.
	Oléule de Cubèbes	8 scrup.		12 grains.	1.

ÉLÆOLÉ
d'Oléule de Lavande.

Prenez.	Huile d'Olives	15 onces	ou	15 gros.	15.
	Oléule de Lavande	1 once		1 gros.	1.

ÉLÆOLÉS PRÉPARÉS PAR SOLUTION.

ÉLÆOLÉ
de Résine de Jalap.

Prenez.	Huile d'Amandes douces	16 onces	ou	1 once.	48.
	Résine de Jalap	8 scrup.		12 grains.	1.

ÉLÆOLÉ
de Résine de Copahu.

Prenez.	Huile d'Amandes douces	14 onces	ou	14 gros.	7.
	Résine de Copahu	2 onces		2 gros.	1.

ÉLÆOLÉ
de Camphre.

Prenez.	Huile d'Olives	12 onces	ou	6 gros.	3.
	Camphre	4 onces		2 gros.	1.

ÉLÆOLÉS PRÉPARÉS PAR MACÉRATION.

ÉLÆOLÉ
de Muscades.

Prenez.	Huile d'Olives	16 onces.	ou	1 once.	16 parties.
	Muscades réduites en poudre grossière	8 gros.		½ gros.	1 partie.

Après avoir fait macérer les Muscades dans l'huile pendant quelques jours, on expose le mélange à la chaleur du bain-marie pendant deux heures, on laisse refroidir et on filtre au papier.

ÉLÆOLÉ
de Castoréum.

Prenez.	Huile d'Amandes douces	16 onces.	ou	1 once.	16 parties.
	Castoréum en poudre	8 gros.		½ gros.	1 partie.

Mettez le Castoréum dans un vase de faïence, versez l'huile par dessus, et exposez le mélange à la chaleur du bain-marie pendant quatre heures. Laissez refroidir et filtrez au papier.

ÉLÆOLÉ
de Cantharides.

Prenez.	Huile d'Olives	16 onces.	ou	1 once.	24 parties.
	Cantharides en poudre	16 scrup.		1 scrup.	1 partie.

Préparez cet Elæolé comme celui de Castoréum.

ÉLÆOLÉS PRÉPARÉS PAR DÉCOCTION.

ÉLÆOLÉ
de Jusquiame.

Prenez.	Huile d'Olives	4 livres.	ou	1 marc.	1 partie.
	Feuilles de Jusquiame noire, récentes et pilées	4 livres.		1 marc.	1 partie.

Mettez ces deux substances dans une bassine d'argent, et soumettez-les à la décoction pendant le temps nécessaire pour dissiper la presque totalité de l'humidité. Passez alors avec expression, laissez déposer et décantez.

ÉLÆOLÉ
de Belladone.

Prenez.	Huile d'Olives	4 livres.	ou	1 livre.	1 partie.
	Feuilles de Belladone, récentes et pilées	4 livres.		1 livre.	1 partie.

Ces deux substances étant mises dans une bassine d'argent, on chauffe de manière à y établir une légère ébullition que l'on entretient pendant le temps nécessaire pour évaporer la presque totalité de l'humidité. On passe alors avec expression, on laisse déposer et on décante.

ÉLÆOLÉ
de Ciguë.

Prenez.	Huile d'Olives	4 livres.	ou	1 livre.	1 partie.
	Feuilles de grande Ciguë, récentes et pilées	4 livres.		1 livre.	1 partie.

Préparez cet Elæolé comme celui de Belladone.

DES MÉDICAMENS OLÉULIQUES.

Les médicamens que nous nommons *oléuliques* sont formés d'Oléules ou Huiles volatiles, et de principes médicamenteux que l'on y a fait dissoudre directement ou au moyen de la macération.

Cette classe ne renferme qu'un genre de médicamens sous le nom *d'Oléulés*, aux dépens duquel ont été formés trois sous-genres qui sont : les *Campholéules*, les *Phospholéules* et les *Sulfoléules*.

Dans chacun de ces sous-genres, les espèces ont toutes le Camphre, le Phosphore ou le Soufre pour base médicamenteuse; l'excipient seul varie.

Comme les Oléules peuvent tour à tour servir d'excipient à ces composés, il est nécessaire que la dénomination particulière de chaque Oléulique rappelle l'espèce d'Oléule dont il est formé.

Les Oléules étant mélangées entre elles, constituent des médicamens qui n'ont pas encore reçu de dénomination particulière. Nous pensons qu'il serait utile d'en créer une qui eût, pour eux, la même signification que le mot *alliage* à l'égard des métaux. Le même besoin se fait sentir pour d'autres mélanges analogues.

TABLEAU

DE LA CLASSIFICATION DES OLÉULIQUES.

OLÉULIQUES.	OLÉULÉS	*Oléulé de Tolu*	à la Cannelle. à la Menthe.
		Oléulé de Benjoin	à la Lavande. à la Bergamotte.
		Oléulé de Castoréum	au Romarin. à la Lavande.
	Campholéules.	*Campholéules*	au Carvi. au Cumin.
	Phospholéules.	*Phospholéules*	au Romarin. au Sassafras.
	Sulfoléules	*Sulfoléules*	à l'Anis. à la Térébenthine.

DES OLÉULÉS
proprement dits.

Par la solution directe et complète de certains corps dans les Oléules, ou par la macération dans les mêmes menstrues, de substances susceptibles de leur céder divers principes, on donne naissance à des médicamens que nous nommons *Oléulés*, et auxquels MM. *Henry* et *Guibourt* ont donné le nom de *Myrolés*. Ceux d'entre ces médicamens qui ont le Camphre, le Phosphore ou le Soufre pour base médicamenteuse, sont appelés *Campholéules*, *Phospholéules* et *Sulfoléules*.

Les Oléules différant beaucoup entre elles sous le rapport de leurs propriétés médicales, aucune n'a pu être choisie pour servir, exclusivement à toute autre, d'excipient aux Oléulés. Chaque Oléule peut donc remplir cette fonction.

La dénomination de chacun de ces Oléuliques en particulier, est conforme à celle des exemples ci-dessous.

OLÉULÉ DE TOLU,
à la Menthe.

Prenez..........	Oléule de Menthe	10 onces	ou	5 parties.
	Tolu	2 onces		1 partie.

Chauffez au bain-marie pour faire dissoudre le baume, et filtrez.

OLÉULÉ DE BENJOIN,
à la Lavande.

Prenez..........	Oléule de Lavande	10 onces	ou	5 parties.
	Benjoin en poudre	2 onces		1 partie.

Chauffez au bain-marie pendant 15 minutes, laissez refroidir et filtrez.

OLÉULÉ D'EUPHORBE,
à la Térébenthine.

Prenez..........	Oléule de Térébenthine	15 onces	ou	15 parties.
	Euphorbe réduit en poudre	1 once		1 partie.

Chauffez au bain-marie pendant 25 minutes, laissez refroidir et filtrez.

OLÉULÉ D'EUPHORBE,
à la Lavande.

Prenez..........	Oléule de Lavande	15 onces	ou	15 parties.
	Euphorbe réduit en poudre	1 once		1 partie.

Chauffez au bain-marie pendant 25 minutes, laissez refroidir et filtrez.

OLÉULÉ DE CANTHARIDES,
au Romarin.

Prenez..........	Oléule de Romarin	8 onces	ou	12 parties.
	Cantharides en poudre	16 scrup.		1 partie.

Faites macérer les Cantharides dans l'Oléule pendant 15 jours, passez et filtrez.

OLÉULÉ DE CANTHARIDES,
à la Térébenthine.

Prenez..........	Oléule de Térébenthine	8 onces	ou	12 parties.
	Cantharides en poudre	16 scrup.		1 partie.

Faites macérer les Cantharides dans l'Oléule pendant 15 jours, passez et filtrez.

DES CAMPHOLÉULES

ou Oléules camphrées.

Les Oléules ou Huiles volatiles jouissent de la propriété de dissoudre le Camphre. Nous donnons le nom de *Campholéules*, aux médicamens qui résultent de l'union de ces deux corps. Formés de trois parties d'une Oléule quelconque et d'une partie de Camphre qui y est unie par *solution*, ces médicamens sont entièrement volatils, et plus ou moins solubles dans l'Alcool.

Les Campholéules peuvent être mêlées aux Huiles et aux Graisses ; elles jouissent de la propriété de dissoudre les principes résineux.

La dénomination spécifique de chaque Campholéule consiste en une qualification tirée du nom de leur excipient particulier. *Campholéule au Carvi, au Camin.*

CAMPHOLÉULE *au Carvi.*

Prenez { Oléule de Carvi .... 12 onces } ou 3 parties.
Camphre .... 4 onces } ou 1 partie.

CAMPHOLÉULE *au Cumin.*

Prenez { Oléule de Cumin .... 12 onces } ou 3 parties.
Camphre .... 4 onces } ou 1 partie.

CAMPHOLÉULE *à la Camomille.*

Prenez { Oléule de Camomille .... 12 onces } ou 3 parties.
Camphre .... 4 onces } ou 1 partie.

CAMPHOLÉULE *à la Lavande.*

Prenez { Oléule de Lavande .... 12 onces } ou 3 parties.
Camphre .... 4 onces } ou 1 partie.

CAMPHOLÉULE *au Romarin.*

Prenez { Oléule de Romarin .... 12 ouces } ou 3 parties.
Camphre .... 4 onces } ou 1 partie.

CAMPHOLÉULE *à la Térébenthine.*

Prenez { Oléule de Térébenthine .... 12 onces } ou 3 parties.
Camphre .... 4 onces } ou 1 partie.

CAMPHOLÉULE *au Genièvre.*

Prenez { Oléule de Genièvre .... 12 onces } ou 3 parties.
Camphre .... 4 onces } ou 1 partie.

DES PHOSPHOLÉULES,

ou Oléules phosphorées.

Les médicamens auxquels nous donnons le nom de *Phospholéules*, sont formés d'Oléules et d'une quantité déterminée de Phosphore qui est unie à ces mentrues par *solution*, à l'aide du Camphre qui augmente la propriété dissolvante des Oléules à l'égard du Phosphore.

Ces médicamens doivent être conservés dans des flacons de verre, pleins et bouchés à l'émeri. L'air atmosphérique les altère en acidifiant le Phosphore. Pendant que ce phénomène a lieu, ils paraissent lumineux dans l'obscurité, et cette circonstance est un de leurs caractères distinctifs.

Une qualification tirée du nom de l'excipient sert de terme spécifique à chacun de ces Oléuliques en particulier.

PHOSPHOLÉULE *au Carvi.*

Prenez. { Oléule de Carvi camphrée au 8e........ 8 gros } ou 72 parties.
Phosphore........ 8 grains } ou 1 partie.

PHOSPHOLÉULE *à l'Orange.*

Prenez. { Oléule d'Oranges camphrée au 8e........ 8 gros } ou 72 parties.
Phosphore........ 8 grains } ou 1 partie.

PHOSPHOLÉULE *à la Marjolaine.*

Prenez. { Oléule de Marjolaine camphrée au 8e........ 8 gros } ou 72 parties.
Phosphore........ 8 grains } ou 1 partie.

PHOSPHOLÉULE *au Romarin.*

Prenez. { Oléule de Romarin camphrée au 8e........ 8 gros } ou 72 parties.
Phosphore........ 8 grains } ou 1 partie.

PHOSPHOLÉULE *au Sassafras.*

Prenez. { Oléule de Sassafras camphrée au 8e........ 8 gros } ou 72 parties.
Phosphore........ 8 grains } ou 1 partie.

PHOSPHOLÉULE *à la Menthe.*

Prenez. { Oléule de Menthe camphrée au 8e........ 8 gros } ou 72 parties.
Phosphore........ 8 grains } ou 1 partie.

DES SULFOLÉULES,

ou Oléules sulfurées.

Les Oléules jouissent de la propriété de dissoudre le Soufre. Nous leur donnons le nom de *Sulfoléules*, lorsqu'elles en sont saturées. Préparés à l'aide du calorique qui augmente la propriété dissolvante des Huiles volatiles à l'égard du Soufre, ces médicamens en laissent déposer une partie en aiguilles cristallines par le refroidissement, lorsque cette substance y est en excès.

La dénomination particulière de chaque espèce de Sulfoléule se complète par l'addition à ce mot, d'un terme qualificatif tiré du nom de l'excipient.

SULFOLÉULE *à l'Anis.*

Prenez.				
	Oléule d'Anis	24 gros	ou	72 parties.
	Soufre sublimé et lavé	1 scrup.		1 partie.

SULFOLÉULE *à l'Hyssope.*

Prenez.				
	Oléule d'Hyssope	24 gros	ou	72 parties.
	Soufre	1 scrup.		1 partie.

SULFOLÉULE *à l'Origan.*

Prenez.				
	Oléule d'Origan	24 gros	ou	72 parties.
	Soufre	1 scrup.		1 partie.

SULFOLÉULE *à la Sauge.*

Prenez.				
	Oléule de Sauge	24 gros	ou	72 parties.
	Soufre	1 scrup.		1 partie.

SULFOLÉULE *à la Térébenthine.*

Prenez.				
	Oléule de Térébenthine	24 gros	ou	72 parties.
	Soufre	1 scrup.		1 partie.

SULFOLÉULE *à la Lavande.*

Prenez.				
	Oléule de Lavande	24 gros	ou	72 parties.
	Soufre	1 scrup.		1 partie.

DES MÉDICAMENS LIPAROLIQUES.

Les Graisses et les Liparoïdes ou mélanges adipeux artificiels, sont des excipiens pharmaceutiques qui, par leur association à d'autres substances médicamenteuses, donnent naissance à une classe de médicamens nommés *Liparoliques.*

Cette classe comprend deux genres de médicamens qui renferment des espèces nombreuses et d'une composition variée, savoir : les *Liparolés* qui résultent de l'union d'une graisse seule avec d'autres substances, et les *Liparoïdés* qui diffèrent des premiers en ce que leur excipient, au lieu d'être simple, est composé.

La consistance de ces médicamens est analogue à celle de l'axonge, ou en diffère peu.

En considérant les Liparoïdes comme des excipiens, et en les faisant entrer comme tels dans la composition des Liparoliques, on a pu considérer comme simples un certain nombre de ces médicamens qui étaient rangés parmi les composés.

On les prépare le plus ordinairement en incorporant des poudres dans les graisses ou en liquéfiant ensemble les matériaux avec lesquels ils doivent être formés, mais on emploie quelquefois la décoction. Dans ce dernier cas, l'eau est un intermédiaire indispensable.

Nous avons dit ailleurs que toutes les espèces d'un même genre de médicamens doivent être le résultat immédiat d'une seule et même opération. Comme plusieurs modes de préparation sont applicables à différentes espèces de Liparoliques, il est certain que pour avoir une nomenclature exacte, il sera nécessaire d'augmenter le nombre de leurs genres. Nous allons citer un exemple, afin de faire sentir les avantages qu'il y a, en général, à établir autant de genres que de modes différens de préparation.

Si on incorpore des Cantharides en poudre dans de l'Axonge, il en résulte un *Liparolé de Cantharides.*

Si on fait bouillir la même substance dans le même excipient en employant l'eau comme intermédiaire, et que l'on sépare ensuite le corps gras, ce sera encore un *Liparolé de Cantharides.* Comme ces deux Liparolés diffèrent essentiellement l'un de l'autre, et comme cette différence dépend uniquement du mode de préparation, ils devraient appartenir chacun à un genre particulier, afin que leurs noms ne se trouvassent plus être identiquement les mêmes.

TABLEAU

DE LA CLASSIFICATION DES LIPAROLIQUES.

Classe	Genre	Mode de préparation	Excipiens
LIPAROLIQUES.	LIPAROLÉS	*par Incorporation*	Excipiens, GRAISSES.
		par Liquéfaction	
		par Décoction	
	LIPAROÏDÉS	*par Incorporation*	Excipiens, LIPAROÏDES.
		par Liquéfaction	
		par Décoction	

DES LIPAROÏDES.

Les *Liparoïdes* sont des excipiens pharmaceutiques qui résultent de l'union intime des Graisses et des Huiles, soit entre elles, soit avec la Cire. On les obtient en liquéfiant ensemble ces divers matériaux.

Sans ténacité proprement dite et d'une consistance qui tient ordinairement le milieu entre celles du suif et de l'axonge, ces composés artificiels sont pour les corps gras, ce que les alliages sont à l'égard des métaux.

La dénomination particulière de chaque Liparoïde résulte de la réunion de ce mot à un nom d'homme. Liparoïde de *Wilson*, Liparoïde de *Legendre*.

EXEMPLES :

LIPAROÏDES	*de Legendre*	Graisse de porc	15 onces	ou	15 gros.	15.
		Cire blanche	1 once		1 gros.	1.
	de Lacroix	Graisse de porc	14 onces	ou	14 gros.	7.
		Cire blanche	2 onces		2 gros.	1.
	de Garnier	Graisse de porc	20 onces	ou	10 gros.	5.
		Cire blanche	4 onces		2 gros.	1.
	de Wilson	Graisse de porc	16 onces	ou	8 gros.	4.
		Cire blanche	4 onces		2 gros.	1.
	de Roland	Graisse de porc	12 onces	ou	6 gros.	3.
		Cire blanche	4 onces		2 gros.	1.
LIPAROÏDES	*de Delbos*	Huile d'olives	14 onces	ou	14 gros.	7.
		Cire blanche	2 onces		2 gros.	1.
	de Galien	Huile d'olives	20 onces	ou	10 gros.	5.
		Cire blanche	4 onces		2 gros.	1.
	de Daniel	Huile d'olives	16 onces	ou	8 gros.	4.
		Cire blanche	4 onces		2 gros.	1.
	de Boivin	Huile d'olives	12 onces	ou	6 gros.	3.
		Cire blanche	4 onces		2 gros.	1.
	de Roger	Huile d'olives	2 marcs	ou	8 gros.	2.
		Cire blanche	1 marc		4 gros.	1.

AUTRES EXEMPLES DE LIPAROÏDES.

LIPAROÏDE DE LANGLOIS.

Prenez.	Graisse de porc	14 onces	ou	14 gros.	7.
	Suif de mouton	2 onces		2 gros.	1.

LIPAROÏDE DE GUICHARD.

Prenez.	Graisse de porc	10 onces	ou	10 gros.	5.
	Suif de mouton	2 onces		2 gros.	1.

LIPAROÏDE DE DUFOUR.

Prenez.	Graisse de porc	12 onces	ou	12 gros.	3.
	Suif de mouton	4 onces		4 gros.	1.

LIPAROÏDE DE LECLER.

Prenez.	Moelle de bœuf	10 onces	ou	10 gros.	5.
	Huile d'Amandes douces	2 onces		2 gros.	1.

LIPAROÏDE DE VINCENT.

Prenez.	Moelle de bœuf	12 onces	ou	6 gros.	3.
	Huile d'Amandes douces	4 onces		2 gros.	1.

LIPAROÏDE DE MEUNIER.

Prenez.	Moelle de bœuf	8 onces	ou	8 gros.	2.
	Huile d'Amandes douces	4 onces		4 gros.	1.

LIPAROÏDE DE LEGRAND.

Prenez.	Moelle de bœuf	4 onces		4 gros.	1.
	Huile d'Amandes douces	4 onces	ou	4 gros.	1.
	Beurre de Cacao	4 onces		4 gros.	1.

LIPAROÏDE DE SIMONEAU.

Prenez.	Moelle de bœuf	10 onces		10 gros.	5.
	Huile d'Olives	4 onces	ou	4 gros.	2.
	Beurre de Muscades	2 onces		2 gros.	1.

LIPAROÏDE DE PRADEL.

Prenez.	Huile de Lin	12 onces		12 gros.	6.
	Spermaceti	2 onces	ou	2 gros.	1.
	Cire jaune	2 onces		2 gros.	1.

DES LIPAROLÉS.

De l'union d'une graisse quelconque, mais plus particulièrement de celle de porc, avec d'autres substances médicamenteuses, résultent des composés nombreux et variés auxquels MM. *Henry* et *Guibourt* ont donné le nom de *Liparolés*.

La préparation des Liparolés consiste souvent à incorporer des poudres dans l'axonge ou à liquéfier avec elle des matières résineuses, mais quelquefois il faut avoir recours à la décoction, en employant l'eau comme intermédiaire.

Les Liparolés se distinguent des Liparoïdés par leur excipient qui est simple, tandis que chez ces derniers il est composé. Ils diffèrent des Rétinoliques, par une consistance généralement plus molle et toujours moins tenace.

LIPAROLÉ DE SOUFRE.

Prenez. { Graisse de porc .... 20 onces } ou 5 parties.
Soufre sublimé et lavé .... 4 onces } ou 1 partie.

Incorporez le Soufre dans l'excipient.

LIPAROLÉ DE CALOMEL.

Prenez. { Graisse de porc .... 14 onces } ou 7 parties.
Proto-Chlorure de Mercure divisé à la vapeur .... 2 onces } ou 1 partie.

Incorporez le Calomel dans l'excipient.

LIPAROLÉ DE GALBANUM.

Prenez. { Graisse de porc .... 20 onces } ou 5 parties.
Extrait alcoolique de Galbanum .... 4 onces } ou 1 partie.

Liquéfiez ces deux substances ensemble, et laissez refroidir le mélange, en ayant soin de le remuer.

LIPAROLÉ DE CIGUË.

Prenez. { Graisse de porc .... 4 livres } ou 1 partie.
Feuilles récentes et pilées de Grande Ciguë .... 4 livres } ou 1 partie.

Ces deux substances étant mises dans une bassine, faites-les bouillir en ayant soin d'agiter continuellement, jusqu'à ce que la plus grande partie de l'eau de végétation de la Ciguë soit évaporée. Passez alors avec expression, et laissez refroidir. Séparez ensuite le Liparolé des parties étrangères, et liquéfiez-le de nouveau.

LIPAROLÉ DE BELLADONE.

Prenez. { Graisse de porc .... 4 livres } ou 1 partie.
Feuilles récentes et pilées d'Atrope Belladone .... 4 livres } ou 1 partie.

Mettez ces deux substances dans une bassine, et faites bouillir en ayant soin d'agiter continuellement le mélange, jusqu'à ce que les trois quarts de l'humidité soient évaporés. Passez alors avec expression, et laissez refroidir. Séparez ensuite le Liparolé des parties étrangères, et liquéfiez-le de nouveau pour le couler dans un pot.

DES LIPAROÏDÉS.

De l'union des Liparoïdes avec d'autres substances, résultent des médicamens auxquels nous donnons le nom de *Liparoïdés.*

La consistance des Liparoïdés est analogue à celle de l'axonge ou en diffère peu. On les prépare exactement comme les Liparolés, et ils ne s'en distinguent que par leur excipient qui, au lieu d'être simple, est composé.

LIPAROÏDÉS PRÉPARÉS PAR INCORPORATION.

LIPAROÏDÉ DE PRÉCIPITÉ BLANC.

Prenez.				
	Liparoïde de Legendre	14 gros	ou	7 parties.
	Oxichlorure ammoniacal de Mercure	2 gros		1 partie.

Incorporez le précipité blanc dans l'excipient.

LIPAROÏDÉ D'IODE.

Prenez.				
	Liparoïde de Galien	1 once	ou	24 parties.
	Iode	1 scrup.		1 partie.

Mêlez exactement, en n'ajoutant l'excipient que peu à peu.

LIPAROÏDÉS PRÉPARÉS PAR LIQUÉFACTION.

LIPAROÏDÉ DE SANG-DRAGON.

Prenez.				
	Liparoïde de Galien	14 onces	ou	7 parties.
	Sang-Dragon en poudre	2 onces		1 partie.

Mêlez et chauffez pour dissoudre la résine dans l'excipient. Passez ensuite et laissez refroidir.

LIPAROÏDÉS PRÉPARÉS PAR DÉCOCTION.

LIPAROÏDÉ DE SABINE.

Prenez.				
	Liparoïde de Galien	3 livres	ou	3 parties.
	Feuilles récentes de Genévrier-*Sabine*	1 livre		1 partie.

Pilez les feuilles et ajoutez-y un peu d'eau pour en former une espèce de pulpe. Mêlez ensuite à l'excipient, et faites bouillir dans un vase convenable pour évaporer lentement l'eau ajoutée. Passez alors avec expression et laissez refroidir. Séparez ensuite le Liparoïdé des autres parties, et liquéfiez-le de nouveau.

LIPAROÏDÉ DE SUREAU.

Prenez.				
	Liparoïde de Legendre	16 onces	ou	1 partie.
	Fleurs récentes de Sureau noir	16 onces		1 partie.

Préparez ce Liparoïdé comme celui de Sabine, mais sans addition d'eau.

DES MÉDICAMENS RÉTINOLIQUES.

Les substances résineuses, les Résines pures et les mélanges artificiels de même nature nommés Rétinoïdes, servent de base ou d'excipient à un grand nombre de médicamens auxquels nous donnons le nom de *rétinoliques*.

Ces médicamens résultent de l'union de l'un des divers excipiens dont nous venons de parler, avec d'autres substances. On les divise en deux genres qui sont : les *Rétinolés* dont l'excipient est simple, et les *Rétinoïdés* qui ont un excipient composé.

Pour former ces deux genres de Rétinoliques, il a fallu considérer les Rétinoïdes ou mélanges résineux comme des excipiens; mais cette méthode est déjà admise pour d'autres mélanges, et il en résulte plus d'exactitude dans la signification des termes génériques.

On obtient souvent les Rétinoliques par la liquéfaction simultanée des élémens dont ils sont composés, ou en incorporant des poudres dans l'excipient préalablement liquéfié; mais leur préparation exige quelquefois l'emploi de la décoction. Dans ce cas on emploie l'eau comme intermédiaire.

La dureté du plus grand nombre des Rétinoliques est analogue à celle des Stéaratés ou Emplâtres, avec lesquels, pour cette raison, ils ont été confondus pendant long-temps. La ténacité dont ils sont pourvus, est une qualité par laquelle ils se distinguent, en général, des Liparoliques.

TABLEAU

DE LA CLASSIFICATION DES RÉTINOLIQUES.

RÉTINOLIQUES...	RÉTINOLÉS.....	*mous*..............................	Excipiens, Résines liquides.
		consistans........................	Excipiens, Résines solides.
	RÉTINOÏDÉS....	*par Incorporation*...........	Excipiens, Rétinoïdes.
		par Liquéfaction............	
		par Décoction................	

DES RÉTINOÏDES.

Les *Rétinoïdes* sont des excipiens pharmaceutiques composés. Elles résultent de l'union intime des Résines pures et des autres produits végétaux de même nature, soit entre eux, soit avec la Cire. On les obtient en liquéfiant ensemble ces divers matériaux, et en les passant ensuite, lorsque cela est nécessaire, au travers d'un tissu.

Les Rétinoïdes sont pourvues d'une certaine ténacité; leur consistance approche de celle des Stéarates ou Emplâtres, avec lesquels, pour cette raison, on les a confondus pendant long-temps.

La dénomination particulière de chaque espèce de Rétinoïde se compose de ce mot, et d'un nom d'homme qui leur tient lieu de terme spécifique.

RÉTINOÏDES	*de Borde*	Colophone	8 onces	ou	1 partie.
		Poix blanche	8 onces		1 partie.
		Cire blanche	8 onces		1 partie.
	de Meunier.	Poix blanche	12 onces	ou	6 parties.
		Suif de mouton	8 onces		4 parties.
		Cire blanche	6 onces		3 parties.
	de Roussel	Résine jaune	16 onces	ou	8 parties.
		Cire jaune	12 onces		6 parties.
		Poix de Bourgogne	6 onces		3 parties.
		Huile d'Olives	2 onces		1 partie.
	de Vernet	Colophone	4 onces	ou	2 parties.
		Poix blanche	4 onces		2 parties.
		Cire blanche	4 onces		2 parties.
		Térébenthine	2 onces		1 partie.
	de Willams.	Cire blanche	8 onces	ou	4 parties.
		Poix de Bourgogne	4 onces		2 parties.
		Térébenthine	2 onces		1 partie.
		Tolu	2 onces		1 partie.
	de Meuriau.	Galipot	6 onces	ou	3 parties.
		Cire blanche	6 onces		3 parties.
		Résine jaune	4 onces		2 parties.
	de Mésué	Poix noire	4 livres	ou	1 partie.
		Poix résine	4 livres		1 partie.
		Cire jaune	4 livres		1 partie.

DES RÉTINOLÉS.

Les *Rétinolés* sont des médicamens qui résultent de l'union d'une Résine quelconque avec d'autres substances médicamenteuses.

Ces médicamens n'ont pas toujours le même corps pour excipient. Mais en raison de la similitude des substances qui remplissent tour à tour cette fonction à leur égard, ils ont tous été compris sous l'unique dénomination de Rétinolés.

Par rapport à la consistance, il y a deux sortes de Rétinolés; les uns sont mous, et les autres participent de la dureté des Stéaratés. Ils se distinguent des Rétinoïdés, par un excipient simple, ces derniers ayant un excipient composé.

Destinés, lorsqu'ils sont durs, à être appliqués sur la peau, à la manière des Emplâtres, ils doivent, dans ce cas, être composés de telle sorte, qu'ils puissent y adhérer avec facilité.

TÉRÉBENTHINE	*camphrée*......	Térébenthine........	15 onces	ou	15 parties.
		Camphre........	1 once		1 partie.
	iodée..........	Térébenthine........	16 onces	ou	48 parties.
		Iode........	8 scrup.		1 partie.
	anisée..........	Térébenthine........	15 onces	ou	15 parties.
		Oléule d'Anis........	1 once		1 partie.
COPAHU..........	*camphré*.......	Copahu........	16 onces	ou	24 parties.
		Camphre........	16 scrup.		1 partie.
	cubèbé........	Copahu........	16 onces	ou	48 parties.
		Oléule de Cubèbes........	8 scrup.		1 partie.
	magnésié......	Copahu........	15 onces	ou	15 parties.
		Magnésie calcinée........	1 once		1 partie.
GALIPOT..........	*soufré*.........	Galipot........	12 onces	ou	3 parties.
		Soufre en poudre........	4 onces		1 partie.
	safrané.......	Galipot........	15 onces	ou	15 parties.
		Safran en poudre........	1 once		1 partie.
	cantharidé....	Galipot........	15 onces	ou	15 parties.
		Cantharides en poudre........	1 once		1 partie.
POIX................	*émétisée*......	Poix de Bourgogne........	14 onces	ou	7 parties.
		Tartrate de Potasse antimonié........	2 onces		1 partie.
	cantharidée...	Poix blanche........	15 onces	ou	15 parties.
		Cantharides en poudre........	1 once		1 partie.

DES RÉTINOÏDÉS.

Ces médicamens résultent de l'union des Rétinoïdes ou mélanges résineux artificiels qui leur servent d'excipient, avec d'autres substances qu'on y mêle après les avoir fait liquéfier, ou avec certains principes médicamenteux que l'on y fait entrer par décoction, en employant l'eau comme intermédiaire.

Les Rétinoïdés sont spécialement destinés à être appliqués sur la peau; et comme ils sont très agglutinatifs, ils y adhèrent avec facilité.

Leur consistance est analogue à celle des Stéaratés, auxquels, pour cette raison, on les assimilait; mais cette consistance, ils ne la doivent pas à l'Oxide de Plomb, qui entre pour beaucoup dans la dureté des Emplâtres.

Les Rétinoïdés sont simples ou composés, selon qu'ils participent des propriétés d'une ou de plusieurs substances, outre l'excipient.

RÉTINOÏDÉ DE SAFRAN.

Prenez. { Rétinoïde de Vernet........ 14 onces.
Safran en poudre........ 2 onces.

Faites liquéfier l'excipient, et incorporez-y le safran.

RÉTINOÏDÉ D'EXTRAIT D'OPIUM.

Prenez. { Rétinoïde de Roussel........ 14 onces.
Extrait hydrolique d'Opium en consistance molle........ 2 onces.

Faites liquéfier l'excipient, retirez-le du feu, et lorsqu'il aura pris assez de consistance pour qu'on puisse le malaxer, incorporez-y l'extrait.

RÉTINOÏDÉ D'EUPHORBE.

Prenez. { Rétinoïde de Borde........ 15 onces.
Extrait alcoolique d'Euphorbe en consistance molle........ 1 once.

Au moment où l'excipient, ayant été liquéfié, commencera à perdre sa fluidité, mêlez-y l'extrait.

RÉTINOÏDÉ DE CIGUË.

Prenez. { Rétinoïde de Roussel........ 4 livres.
Feuilles récentes et pilées de Ciguë des jardins........ 4 livres.

Mêlez et faites bouillir pendant le temps nécessaire pour évaporer la presque totalité de l'humidité. Passez alors avec expression, et laissez refroidir. Séparez ensuite la masse emplastique des parties étrangères, et liquéfiez-la de nouveau.

RÉTINOÏDÉ DE BELLADONE.

Prenez. { Rétinoïde de Roussel........ 4 livres.
Feuilles récentes et pilées de Belladone........ 4 livres.

Faites évaporer, par une ébullition modérée, la presque totalité de l'eau que contiennent les feuilles. Passez ensuite avec expression; laissez refroidir, et séparez la masse emplastique, qu'il sera nécessaire de faire liquéfier de nouveau.

DES MÉDICAMENS STÉARATOLIQUES.

Les Stéarates (*Oléo-margarates* ou *Oléo-stéarates*) d'Oxides de Plomb et de Sodium étant alliés à d'autres substances, donnent naissance à quatre genres de médicamens que nous nommons *stéaratoliques*, parce que les Stéarates dont nous venons de parler en forment la base ou partie prédominante.

Les médicamens du premier genre, les *Stéaratés* ou Emplâtres monoïamiques et polyamiques, ont pour principe prédominant le Stéarate de Plomb, sorte de Savon insoluble que nous continuerons d'appeler Emplâtre simple, parce qu'il n'est pas une espèce chimique définie, et qu'il participe toujours plus ou moins des propriétés qui appartiennent aux corps gras employés à sa préparation.

Les trois autres genres, c'est-à-dire les *Saponés*, les *Saponures* et les *Saponulés*, ont pour principe prédominant ou caractéristique, le Stéarate de Soude, excipient auquel nous conserverons également son ancien nom de Savon.

Comme plusieurs espèces de Stéarates, et notamment ceux d'Oxides de Plomb et de Sodium, peuvent jouer le rôle d'excipient par rapport aux Stéaratoliques, il eût été peu exact de ne faire de ces médicamens qu'un seul genre dont la dénomination eût été formée du mot Stéarate; mais rien ne s'opposait à ce que ce mot fût employé pour désigner une classe.

Du reste, la méthode suivie pour la dénomination des espèces, est celle qui a déjà été indiquée pour les médicamens des autres classes.

TABLEAU

DE LA CLASSIFICATION DES STÉARATOLIQUES.

STÉAROTOLIQUES.	STÉARATÉS	simples composés	Excipient	*Stéarate de Plomb.*
	SAPONÉS	simples composés	Excipient	*Stéarate de Soude.*
	SAPONURES	oléuliques	composés de	*Savon en poudre.* *Oléules.*
		de nature résineuse	composés de	*Savon en poudre.* *Résines liquides.*
		de nature extractive	formés de	*Savon en poudre.* *Extraits mous.*
	SAPONULÉS	simples composés	formés de	*Savon animal.* *Alcool.* *Oléules.*

DES EMPLATRES SIMPLES OU STÉARATES INSOLUBLES.

Lorsque les huiles et les graisses sont soumises à l'action simultanée du calorique, de l'eau et de l'oxide de plomb, elles se transforment en *acide margarique* ou *stéarique*, et en *acide oléique*. Ces acides étant saturés par l'oxide de plomb à l'instant même de la transformation, il en résulte une sorte d'*Oléo-stéarate* ou *margarate* que nous nommons simplement *Stéarate de Plomb*.

Ce Savon insoluble est généralement connu sous le nom d'Emplâtre simple. Il constitue une masse molle et facile à malaxer tant qu'elle est chaude, mais qui devient dure et même cassante par le refroidissement.

Il y a trois sortes de Stéarates de Plomb que nous allons faire connaître, parce qu'ils servent alternativement de base aux Stéaratés.

EMPLATRE SIMPLE,
OU STÉARATE DE PLOMB
préparé avec la Litharge.

Prenez.
- Graisse de porc............ 4 livres.
- Huile d'olives............ 4 livres.
- Protoxide de Plomb pulvérisé............ 4 livres.
- Eau commune............ 4 livres.
- Cire blanche............ 4 onces.

Mettez ces substances dans une bassine de cuivre, et chauffez de manière à entretenir l'eau dans un état d'ébullition modérée, pendant le temps nécessaire pour opérer la combinaison de la litharge avec les corps gras, en ayant soin d'agiter la masse avec une spatule, depuis le commencement jusqu'à la fin. Le Stéarate est terminé lorsque la masse est blanche, et qu'en en versant un peu dans de l'eau froide, elle acquiert assez de consistance pour être malaxée entre les doigts sans y adhérer.

EMPLATRE SIMPLE,
OU STÉARATE DE PLOMB
préparé avec la Céruse.

Prenez.
- Graisse de porc............ 4 livres.
- Huile d'olives............ 4 livres.
- Sous-carbonate de Plomb............ 4 livres.
- Eau commune............ 4 livres.
- Cire blanche............ 4 onces.

On prépare ce Stéarate de la même manière que celui de Litharge.

EMPLATRE SIMPLE,
OU STÉARATE DE PLOMB
préparé avec le Minium.

Prenez.
- Graisse de porc............ 4 livres.
- Huile d'olives............ 4 livres.
- Deutoxide de Plomb en poudre............ 4 livres.
- Eau commune............ 4 livres.
- Cire blanche............ 4 onces.

On prépare ce Stéarate comme les deux autres, mais la combinaison du *Minium* avec les corps gras est beaucoup plus lente à se faire, sans que le produit en soit préférable.

DES STÉARATÉS,

ou Emplâtres monoïamiques et polyamiques.

Les *Stéaratés* ou *Stéaratolés* résultent de l'union du Stéarate de Plomb avec d'autres substances qu'on y mêle en les liquéfiant simultanément, ou que l'on y incorpore pendant qu'il est en liquéfaction.

Rapprochés de certains Liparoliques ou Rétinoliques par leur consistance, les Stéaratés en ont été séparés comme devant leur dureté au Stéarate de Plomb qui en forme la base, tandis que la consistance des autres dépend de la Cire et des Résines solides.

Uniquement destinés à être appliqués sur la peau, ils doivent être composés de manière à pouvoir y adhérer avec facilité.

Les Stéaratés sont simples ou composés, selon que le Stéarate de Plomb qui en fait la base, est uni à une ou plusieurs autres substances.

STÉARATÉ D'OXIDE ROUGE DE FER.

Prenez. { Stéarate de Plomb préparé avec la Litharge .... 5 livres.
Oxide rouge de Fer porphyrisé .... 1 livre.

On liquéfie le Stéarate, et on y incorpore l'Oxide.

STÉARATÉ D'ACÉTATE DE CUIVRE.

Prenez. { Stéarate de Plomb préparé avec la Litharge .... 11 livres.
Acétate de Cuivre réduit en poudre fine .... 1 livre.

Liquéfiez le Stéarate et incorporez-y l'Acétate.

STÉARATÉ DE SAVON.

Prenez. { Stéarate de Plomb préparé avec le Minium .... 15 livres.
Savon sodaïque adipeux desséché et réduit en poudre .... 1 livre.

Liquéfiez le Stéarate et incorporez-y le Savon.

STÉARATÉ DE COLOPHONE.

Prenez. { Stéarate de Plomb préparé avec la Litharge .... 5 livres.
Colophone .... 1 livre.

Liquéfiez ces deux substances ensemble et les mêlez exactement.

STÉARATÉ D'ASSA-FOETIDA.

Prenez. { Stéarate de Plomb préparé avec la Litharge .... 15 livres.
Extrait d'Alcoolature d'Assa-Fœtida .... 1 livre.

Liquéfiez le Stéarate dans une bassine, ajoutez-y l'extrait, et continuez de chauffer pour ramollir ce dernier, afin de pouvoir le mêler exactement avec l'excipient. Retirez du feu et laissez refroidir.

DES SAVONS

ou Stéarates solubles.

Les graisses et les huiles, lorsqu'elles sont traitées par les bases alcalines solubles, se transforment en plusieurs acides gras qui se combinent immédiatement avec ces bases, pour constituer les *Savons*. Ces acides sont l'*oléique*, le *margarique* et le *stéarique*.

Les Savons doivent être considérés comme des sels mixtes formés d'Oléate et de Margarate, ou de Stéarate, de l'oxide qui leur sert de base. Par abréviation, nous les nommons simplement *Stéarates*.

On divise les Savons solubles en *élæoliques, liparoliques, rétinoliques* et *céréoliques*, selon qu'ils résultent de l'action des bases sur les huiles, les graisses, les résines ou la cire. Les uns sont à base de Soude, les autres à base de Potasse.

STÉARATE DE SOUDE OU SAVON SODAÏQUE
préparé avec l'Huile.

Prenez. { Huile d'Olives ou d'Amandes .... 2 livres.
Soude caustique hydrolisée à 36 degrés .... 1 livre.

Mêlez l'huile dans une capsule de porcelaine, et ajoutez-y l'hydrolé de soude en plusieurs fois dans l'intervalle de vingt-quatre heures, en ayant soin d'agiter souvent avec une spatule de verre. Agitez encore le mélange de temps en temps pendant plusieurs jours, et lorsqu'il aura acquis une consistance butyreuse, coulez-le dans des moules de porcelaine que vous placerez dans un lieu sec, pour les y laisser pendant le temps nécessaire pour que le Savon acquierre une consistance solide.

STÉARATE DE SOUDE OU SAVON SODAÏQUE
préparé avec la Graisse.

Prenez. { Hydrolé contenant $^1/_5{}^e$ de son poids de Soude caustique solide .... 20 onces.
Graisse de porc ou Moelle de bœuf .... 8 onces.
Chlorure de Sodium .... 2 onces.

Faites liquéfier la Graisse en la chauffant dans un poëlon d'argent; ajoutez-y l'Hydrolé en plusieurs fois, et agitez avec une spatule de verre pendant une heure. Au bout de ce temps, ajoutez-y le Chlorure, et lorsqu'il sera dissous, laissez refroidir le mélange. Séparez alors le Savon qui nage à la surface, exprimez-le, et faites-le fondre à une douce chaleur, après quoi vous le coulerez dans des moules.

SAVONS	DE SOUDE	*élæoliques*	à l'Huile d'Olives. à l'Huile d'Amandes.
		liparoliques	à la Graisse de porc. à la Moelle de bœuf.
	DE POTASSE	*élæoliques*	à l'Huile de Chènevis. à l'Huile de Colza.
		rétinoliques	à la Résine jaune. à la Térébenthine.
		céréoliques	à la Cire jaune. à la Cire blanche.

DES SAPONÉS.

Les *Saponés* sont des médicamens qui résultent de l'union du Savon avec des substances susceptibles de lui communiquer des propriétés nouvelles, sans lui faire perdre celles qui lui appartiennent en propre.

Les Saponés sont aussi durs que le savon même, et n'en diffèrent que par la présence des substances médicamenteuses qu'on y mêle quelquefois après coup, mais que le plus souvent on ajoute à ses élémens à l'époque de la fabrication.

Analogues à certains Saponures par la nature de leur composition, les Saponés en diffèrent par la prédominance du Savon, ainsi que par leurs propriétés physiques, les Saponures ayant toujours une consistance pâteuse plus molle.

SAPONÉ *de Camphre.*

Prenez. { Elæolé amygdalin de Camphre au 5e .... 20 onces.
Soude caustique hydrolisée à 36 degrés .... 8 onces.

On prépare ce Saponé comme le Savon de Soude élæolique.

SAPONÉ *d'Hydriodate de Potasse.*

Prenez. { Savon sodaïque à l'huile d'amandes, non terminé et encore mou .... 16 onces.
Hydrolé d'Hydriodate de Potasse à parties égales .... 16 scrup.

Mêlez exactement, versez dans des moules de faïence, et donnez au mélange le temps de se saponifier.

SAPONÉ *d'Oléule de Lavande.*

Prenez. { Savon de Soude à la moelle de bœuf, non terminé et encore mou .... 16 onces.
Oléule de Lavande .... 8 scrup.

Mêlez exactement, versez dans des moules de faïence, et donnez au mélange le temps de prendre la dureté convenable.

SAPONÉ *d'Oléule de Camomille.*

Prenez. { Savon sodaïque prép. avec l'axonge, non terminé et encore mou .... 16 onces.
Oléule de Camomille .... 8 scrup.

Mêlez exactement, distribuez dans des moules de faïence, et donnez au mélange le temps de se saponifier.

SAPONÉ *de Pyroléule de Succin.*

Prenez. { Savon de Soude à la moelle de bœuf .... 16 onces.
Pyroléule de Succin .... 8 scrup.

Mêlez exactement, distribuez le mélange dans des moules de faïence et donnez-lui le temps de se saponifier.

DES SAPONURES.

Les *Saponures* constituent un genre nouveau de médicamens galéniques. Ils sont formés de Savon en poudre et de parties résineuses ou extractives que les Oléules remplacent quelquefois.

Les Saponures proprement dits se préparent en incorporant dans les Résines, qui sont naturellement liquides ou que l'on a convenablement ramollies avec de l'alcool, une quantité suffisante de Savon en poudre, pour qu'il en résulte une Pâte ductile. On obtient les autres en remplaçant les Résines liquides par les Oléules, ou par les Extraits pharmaceutiques ramenés à une consistance molle, par l'addition d'une quantité convenable d'eau ou d'alcool, selon leur nature.

Étendus sur des tissus en couches plus ou moins épaisses, les saponures sont destinés à être appliqués sur la peau, et y adhèrent avec facilité. Façonnés en Pilules, quelques uns peuvent être pris utilement à l'intérieur.

SAPONURES	*de Liquidambar*	Savon sodaïque à la moelle de bœuf réduit en poudre	12 onces.
		Liquidambar	4 onces.
	de Térébenthine	Savon de Soude à la moelle de bœuf réduit en poudre.	12 onces.
		Térébenthine	4 onces.
	de Galbanum	Savon sodaïque à la moelle de bœuf réduit en poudre	12 onces.
		Extrait liquide d'Alcoolature de Galbanum	4 onces.
	de Castoréum	Savon de Soude à la moelle de bœuf réduit en poudre.	12 onces.
		Extrait liquide d'Alcoolature de Castoréum	4 onces.
SAPONURES	*de Belladone*	Savon de Soude à la moelle de bœuf réduit en poudre.	8 onces.
		Extrait mou de Suc de Belladone	4 onces.
	de Ciguë	Savon sodaïque à la moelle de bœuf réduit en poudre	8 onces.
		Extrait mou de Suc de Ciguë	4 onces.
	de Stramoine	Savon de Soude à la moelle de bœuf réduit en poudre.	8 onces.
		Extrait mou de Suc de Stramoine	4 onces.
SAPONURES	*d'Oléule de Lavande*	Savon sodaïque à la moelle de bœuf réduit en poudre	6 onces.
		Oléule de Lavande	2 onces.
	d'Oléule de Romarin	Savon de Soude à la moelle de bœuf réduit en poudre.	6 onces.
		Oléule de Romarin	2 onces.
	d'Oléule de Sabine	Savon sodaïque à la moelle de bœuf réduit en poudre	6 onces.
		Oléule de Sabine	2 onces.

DES SAPONULÉS.

Si l'on fait dissoudre à chaud une partie de Savon sodaïque adipeux, dans huit parties d'Alcool rectifié, on obtient un liquide que le froid condense en une masse presque transparente. Cette masse ou Alcoolé solide de Savon, présente l'aspect des Gelées végétales, et constitue un excipient pharmaceutique auquel nous donnons le nom de *Saponule,* pour le distinguer des Alcoolés proprement dits, qui tous sont à l'état liquide.

De l'union de cet excipient savonneux avec les Oléules ou Huiles volatiles, naissent les *Saponulés,* médicamens qui sont généralement connus sous le nom d'*Oppodeldochs.*

Peu savonneux, la moindre chaleur suffit pour liquéfier ces médicamens. On les emploie uniquement à l'extérieur. Dans l'intention de modifier leurs propriétés, on leur associe parfois d'autres substances.

SAPONULE,

ou Excipient savonneux de Steers.

Prenez. { Savon de Soude préparé à la moelle de bœuf .... 1 once.
Alcool rectifié à 35 degrés .... 8 onces.

Faites dissoudre le Savon dans l'Alcool à la chaleur du bain-marie, et laissez refroidir.

SAPONULÉ DE CAMPHRE.

Prenez. { Saponule ou excipient savonneux de Steers .... 9 onces.
Camphre .... 1 once.

SAPONULÉ D'OLÉULE DE GENIÈVRE.

Prenez. { Saponule liquéfié .... 9 onces.
Oléule de Genièvre .... 1 once.

SAPONULÉ D'OLÉULE D'HYSSOPE.

Prenez. { Saponule liquéfié .... 9 onces.
Oléule d'Hyssope .... 1 once.

SAPONULÉ AMMONIACAL DE STEERS.

Prenez. { Alcool rectifié à 35 degrés .... 18 onces.
Savon sodaïque à la moelle de bœuf .... 2 onces.
Camphre .... 2 onces.
Total .... 22 onces.
Oléule de Lavande .... 1 once.
Alcoolé d'Ammoniaque liquide à parties égales .... 1 once.
Total .... 24 onces.

TABLEAU

DE LA CLASSIFICATION DES SACCHAROLIQUES.

SACCHAROLIQUES.	*solides.*	CANDIS	vrais faux	incolores ou colorés artificiellement. de forme irrégulière. imitant la forme de quelque objet.
		GLACÉS	de Saccharolés oléuliques de Saccharures aromatiques	incolores ou colorés artificiellement. à surfaces unies. à surfaces empreintes de diverses figures.
		CONDITS	de Racines, de Tiges, d'Écorces, de Fruits, de Fleurs.	
		SACCHAROLÉS	proprement dits	formés de Sucre et de Poudres.
			oléuliques	formés de Sucre et d'Oléules.
		SACCHARURES	simples, doubles. triples, quadruples.	
		GRAINS	de Saccharolés simples. de Saccharolés composés.	
		PASTILLES	de Saccharolés. de Saccharures.	
		TABLETTES	de Saccharolés de Saccharures	de forme orbiculaire, carrée, etc.
	mous.	PATES	simples composées	opaques et transparentes.
		GELÉES	végétales animales	alimentaires et médicamenteuses.
		CRÊMES	alimentaires. médicamenteuses.	
		CONSERVES	de Pulpes vraies. de Pulpes factices.	
		ÉLECTUAIRES	altérans. purgatifs.	
	liquides.	SIROPS	hydroliques	d'Hydrolés, d'Hydrolats, d'Hydrolatures, etc.
			acétoliques	d'Acétolés, d'Acétolats, d'Acétolatures.
			œnoliques	d'OEnolés, d'OEnolatures.

DES MÉDICAMENS SACCHAROLIQUES.

Le Sucre est un des principes immédiats des végétaux, parce que, identique dans toutes ses parties, et résultant de proportions définies et constantes, il résiste à l'analyse mécanique; c'est-à-dire, qu'on ne peut pas le diviser en plusieurs parties hétérogènes, sans rompre l'équilibre des élémens qui le composent, et sans donner lieu à de nouvelles combinaisons.

Susceptible de s'unir à beaucoup d'autres corps, le Sucre donne naissance à un grand nombre de médicamens que l'on nomme *saccharoliques*, lorsqu'il en forme la base ou la partie prédominante.

Les Saccharoliques sont, ou solides comme les Tablettes, ou mous comme les Électuaires, ou bien liquides comme les Sirops. Mais ils sont si nombreux et si variés, que la seule considération de leur consistance serait insuffisante pour servir de base à la formation des genres. En effet, en procédant ainsi, on serait, non seulement obligé d'ajouter à leur dénomination particulière ces épithètes : *solide*, *mou*, *liquide*, mais encore de confondre sous le seul nom de Saccharolés, les Sirops qui sont liquides, et les Pastilles qui sont solides; les Électuaires dont la consistance est molle, et les Saccharures qui sont pulvérulens.

Pour rendre plus claires et plus complètes la classification et l'étude des Saccharoliques, il a donc été nécessaire de les diviser en un plus grand nombre de genres, en prenant en considération, non seulement leur consistance, mais encore leur forme, leur composition et leur mode de préparation.

Huit genres de médicamens composent la série des Saccharoliques solides : ce sont les *Candis*, les *Glacés*, les *Condits*, les *Saccharolés*, les *Saccharures*, les *Grains*, les *Pastilles* et les *Tablettes;* et quatre la série de ceux dont la consistance est plus ou moins molle: ce sont les *Pâtes*, les *Gelées*, les *Conserves* et les *Électuaires*. Quant aux Saccharoliques liquides, ils ne forment qu'un genre sous le nom de *Sirops;* mais ce genre, on le subdivise en trois sous-genres, selon que l'eau, le vinaigre ou le vin, leur servent de menstrues pour extraire et tenir en solution les principes médicamenteux dont ils sont pourvus. Nous observerons qu'il serait utile de transformer ces trois sous-genres en autant de genres, parce que ce changement permettrait de rapprocher les Sirops des autres médicamens liquides, comme cela peut se faire dès à présent pour ceux à base de Miel, c'est-à-dire pour les *Hydromellés*, les *Acétomellés* et les *OEnomellés,* qui peuvent être convenablement placés, les uns avec les médicamens hydroliques, et les autres avec les acétoliques ou avec les œnoliques.

DES CANDIS.

Beaucoup de substances végétales, ainsi que plusieurs composés galéniques, sont susceptibles de recevoir des cristaux de sucre à leur surface, et, dans cet état, on les désigne par ces mots, *au candi*. Les Confiseurs donnent le nom de *Candis* aux cristaux de sucre qu'ils sont dans l'usage de colorer et d'aromatiser, et auxquels ils donnent quelquefois des formes empruntées à différens objets.

On candit des feuilles et des écorces préalablement confites, de la gomme, de la pâte de jujubes, ainsi que d'autres substances.

Candir est une opération que l'on fait dans des vases d'une forme particulière, que l'on garnit de grilles sur lesquelles on pose les substances à candir. Ces vases, nommés *Candissoires*, étant ainsi disposés, on y verse du sucre clarifié en sirop et cuit à différens degrés, mais le plus souvent au soufflé, ou bien au grand perlé. Dans cet état, ces cristallisoirs sont portés dans une étuve convenablement chauffée, d'où on les retire au bout de quelques heures, pour les retourner, afin de faire écouler le sirop, que l'on recuit d'ordinaire, pour le verser de nouveau sur les mêmes substances, dans le but d'y faire déposer une seconde fois des cristaux. On décante comme la première fois, et il ne reste plus qu'à détacher les Candis et à les faire sécher à la chaleur d'une étuve.

On distingue les Candis en vrais et en faux. Le sucre coloré ou incolore, aromatique ou sans odeur, étant cristallisé, constitue les premiers. Les substances simplement recouvertes de cristaux de sucre, constituent les seconds.

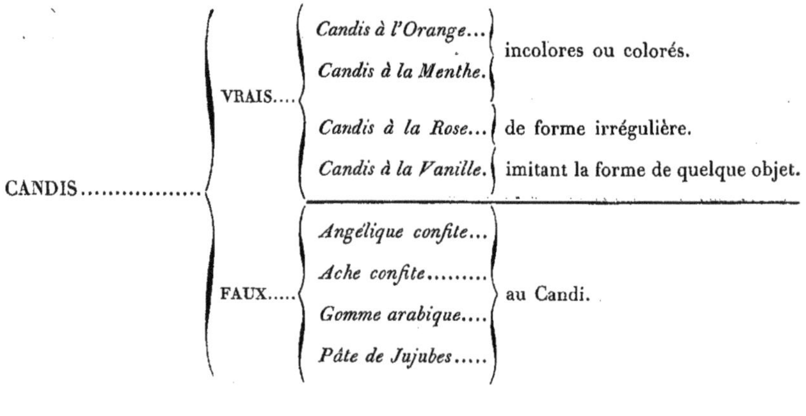

DES GLACÉS.

Les Saccharures et les Saccharolés oléuliques peuvent être hydrolisés de manière à constituer une pâte. Cette pâte étant soumise à l'action du calorique, se fond, et, dans cet état, peut être coulée dans des moules où elle se solidifie, par la réfrigération, en tablettes unies ou empreintes de diverses figures. On donne le nom de *Glacés* à ces médicamens, tant à cause du poli de leurs surfaces, qu'à cause de leur transparence.

Le Sucre que l'on a fait fondre dans l'eau et cuire au grand cassé, étant aromatisé avec les Oléules et coulé comme ci-dessus, constitue encore des Glacés que l'on colore quelquefois. Cette manière de les préparer est même la plus usitée.

Par rapport à la nature des principes médicamenteux dont ils sont composés, les Glacés sont de deux sortes; les uns sont oléuliques, les autres chargés de parties extractives.

Ces médicamens sont généralement agréables, mais comme ils s'altèrent assez promptement, ils sont peu usités en Médecine.

GLACÉS........	*oléuliques*.............	d'Absynthe..........	incolores ou colorés.
		d'Anis................	
		de Cannelle.........	
		de Citrons..........	
		de Menthe...........	
		d'Oranges...........	
		de Sassafras.........	
		de Semen contra...	
		de Camomille.......	
	de Saccharures.......	d'Ache................	en tablettes unies, ou empreintes de diverses figures.
		d'Ambre..............	
		d'Aunée..............	
		de Coriandre........	
		d'Ipécacuanha.......	
		de Macis.............	
		de Piment...........	
		de Quinquina.......	
		de Vanille...........	

DES CONDITS.

Les racines et les tiges tendres, les écorces et les fruits récens, étant soumis à l'action alternative et plusieurs fois renouvelée du sucre liquide et bouillant et de l'air chaud, perdent leur eau de végétation, s'imprègnent de sucre, et constituent des Conserves solides. Dans cet état, ces substances végétales sont comprises sous la dénomination générale de *Condits*. On les désigne encore par l'addition du mot *confit* à leur dénomination spéciale : *racines confites*, *fruits confits*.

Les substances confites conservant plus ou moins exactement leur forme primitive, ne peuvent être confondues avec aucune autre préparation saccharolique.

CONDITS...	*de Racines.*	Gingembre confit...............	ou Gingembre saccharidé.
		Chardon roland confit.........	ou Chardon roland saccharidé.
	de Tiges...	Angélique confite...............	ou Angélique saccharidée.
		Ache confite......................	ou Ache saccharidée.
	d'Ecorces..	Écorce d'Orange confite........	ou Écorce d'Orange saccharidée.
		Écorce de Citrons confite......	ou Écorce de Citrons saccharidée.
	de Fruits...	Tamarind confit..................	ou Tamarind saccharidé.
		Poires confites....................	ou Poires saccharidées.
	de Fleurs...	Fleurs d'Oranger confites......	ou Fleurs d'Oranger pralinées.
		Fleurs de Violettes confites....	ou Fleurs de Violettes pralinées.

DES SACCHAROLÉS.

Du mélange exact du Sucre pulvérisé avec d'autres substances également en poudre, mais en quantité moindre, résultent des Poudres composées auxquelles nous donnons le nom de *Saccharolés*, pour les distinguer des autres composés pulvérulens dans lesquels le Sucre ne figure pas comme corps prédominant.

Les Saccharolés sont simples ou composés, selon que le Sucre est associé à une ou à plusieurs autres poudres.

En triturant dans un mortier une once de Sucre avec huit gouttes d'une Oléule quelconque, on obtient des composés pulvérulens que nous nommons *Saccharolés oléuliques*, pour les distinguer des premiers.

Les Saccharolés oléuliques s'altérant promptement, surtout lorsqu'ils sont mis en contact avec l'air, ne doivent être préparés qu'au moment des besoins. On peut les faire doubles, triples, quadruples.

SACCHAROLÉS OLÉULIQUES.

SACCHAROLÉ *d'Oléule de Carvi.*

Prenez.......... { Sucre blanc .... 8 gros ; Oléule de Carvi .... 8 gouttes } ou 72 parties. ; 1 partie.

SACCHAROLÉ *d'Oléule de Camomille.*

Prenez.......... { Sucre blanc .... 8 gros ; Oléule de Camomille .... 8 gouttes } ou 72 parties. ; 1 partie.

SACCHAROLÉ *d'Oléule de Menthe.*

Prenez.......... { Sucre blanc .... 8 gros ; Oléule de Menthe .... 8 gouttes } ou 72 parties. ; 1 partie.

SACCHAROLÉ *d'Oléule d'Anis.*

Prenez.......... { Sucre blanc .... 8 gros ; Oléule d'Anis .... 8 gouttes } ou 72 parties. ; 1 partie.

SACCHAROLÉ *d'Oléule de Cannelle.*

Prenez.......... { Sucre blanc .... 8 gros ; Oléule de Cannelle .... 8 gouttes } ou 72 parties. ; 1 partie.

SACCHAROLÉ *d'Oléule de Copahu.*

Prenez.......... { Sucre blanc .... 8 gros ; Oléule de Copahu .... 8 gouttes } ou 72 parties. ; 1 partie.

SACCHAROLÉ *d'Oléule de Tanaisie.*

Prenez.......... { Sucre blanc .... 8 gros ; Oléule de Tanaisie .... 8 gouttes } ou 72 parties. ; 1 partie.

SACCHAROLÉ *d'Oléule de Cubèbes.*

Prenez.......... { Sucre blanc .... 8 gros ; Oléule de Cubèbes .... 8 gouttes } ou 72 parties. ; 1 partie.

SACCHAROLÉS PROPREMENT DITS.

SACCHAROLÉ DE SULFATE DE QUININE.

Prenez...... { Poudre de Sucre...... 24 parties.
Poudre de Sulfate de Quinine...... 1 partie.

PROPORTION ADDITIONNELLE DE LA BASE MÉDICAMENTEUSE.

A Sucre............	6 grains.	8 grains.	12 grains.	18 grains.	24 grains.	48 grains.	1 gros.	2 gros.	4 gros.	8 gros.
est ajouté Sulfate.....	1/4 grain.	1/3 grain.	1/2 grain.	3/4 grain.	1 grain.	2 grains.	3 grains.	6 grains.	12 grains.	24 grains.

SACCHAROLÉ DE RACINE DE JALAP.

Prenez...... { Poudre de Sucre...... 11 parties.
Poudre de Racine de Jalap...... 1 partie.

PROPORTION INCLUSIVE DE LA BASE MÉDICAMENTEUSE.

Dans Saccharolé...	3 grains.	6 grains.	12 grains.	24 grains.	36 grains.	48 grains.	1 gros.	2 gros.	4 gros.	8 gros
est inclus Jalap.......	1/4 grain.	1/2 grain.	1 grain.	2 grains.	3 grains.	4 grains.	6 grains.	12 grains.	24 grains.	48 grains.

SACCHAROLÉ DE FEUILLES DE DIGITALE.

Prenez...... { Poudre de Sucre...... 15 parties.
Poudre de Feuilles de Digitale pourprée...... 1 partie.

PROPORTION INCLUSIVE DE LA BASE MÉDICAMENTEUSE.

Dans Saccharolé...	1 grain.	2 grains.	3 grains.	4 grains.	6 grains.	8 grains.	16 grains.	32 grains.	48 grains.	64 grains.
est inclus Digitale....	1/16 grain.	1/8 grain.	1/6 grain.	1/4 grain.	1/3 grain.	1/2 grain.	1 grain.	2 grains.	3 grains.	4 grains.

SACCHAROLÉ D'EXTRAIT DE RATANHIA.

Prenez...... { Poudre de Sucre...... 11 parties.
Poudre d'Extrait de Ratanhia...... 1 partie.

PROPORTION INCLUSIVE DE LA BASE MÉDICAMENTEUSE.

Dans Saccharolé...	3 grains.	6 grains.	12 grains.	24 grains.	36 grains.	48 grains.	1 gros.	2 gros.	4 gros.	8 gros.
est inclus Extrait.....	1/4 grain.	1/2 grain.	1 grain.	2 grains.	3 grains.	4 grains.	6 grains.	12 grains.	24 grains.	48 grains.

SACCHAROLÉ DE CALOMEL.

Prenez...... { Poudre de Sucre...... 11 parties.
Proto-Chlorure de Mercure divisé à la vapeur...... 1 partie.

PROPORTION INCLUSIVE DE LA BASE MÉDICAMENTEUSE.

Dans Saccharolé...	3 grains	6 grains.	12 grains.	24 grains.	36 grains.	48 grains.	1 gros.	2 gros.	4 gros.	8 gros.
est inclus Calomel...	1/4 grain.	1/2 grain.	1 grain.	2 grains.	3 grains.	4 grains.	6 grains.	12 grains.	24 grains.	48 grains.

DES SACCHARURES.

Les *Saccharures* sont des médicamens d'un genre nouveau résultant de l'union intime du Sucre avec les principes médicamenteux des Alcoolatures ou des Ethérolatures. On les obtient en versant ces teintures sur du sucre blanc cassé en morceaux, et en exposant ensuite le mélange à l'air libre ou à la chaleur d'une étuve, afin de le priver de l'alcool ou de l'éther qu'il contient. Pour accélérer la dessication des Saccharures, on les réduit en poudre grossière, vingt-quatre heures après que le sucre a été imprégné de teinture.

Ces médicamens, dont la préparation est aussi simple que l'emploi en est commode, rempliront utilement une infinité d'indications médicales. On retrouvera en eux les principes médicamenteux des teintures, et on pourra les employer dans tous les cas où l'action de l'alcool ou de l'éther pourrait être nuisible, parce que ces deux agens ne s'y retrouvent plus.

Par l'emploi des Saccharures, la préparation du Sirop d'Ipécacuanha, ainsi que celle de plusieurs autres, sera simple et facile; les produits qui en seront le résultat contiendront dans leur état naturel les principes médicamenteux des substances qui auront servi à les préparer, parce que ce procédé ne peut pas modifier la nature primitive de ces principes, comme le font souvent ceux qui exigent l'emploi du calorique.

Pour la préparation des Tablettes, l'emploi des Saccharures est une innovation heureuse qui contribue pour beaucoup à atteindre la perfection des Tablettes anglaises si justement vantées.

Les Saccharures sont appelés *doubles* ou *triples*, selon que la quantité de teinture ajoutée au sucre pour leur préparation, est double ou triple de celle que l'on emploie pour la préparation des Saccharures simples. On les conserve sous la forme de poudre, ou à l'état de sucre granulé.

SACCHARURES PRÉPARÉS AVEC LES ALCOOLATURES.

SACCHARURE DE JALAP.

Prenez.	Sucre blanc	16 onces	1 gros représente Jalap...... 2 grains.
	Alcoolature au quart	16 gros	

SACCHARURE D'IPÉCACUANHA.

Prenez.	Sucre blanc	16 onces	1 gros représente Ipécacuan. 1 grain.
	Alcoolature au quart	8 gros	

SACCHARURE DE RHUBARBE.

Prenez.	Sucre blanc	16 onces	1 gros représente Rhubarbe. 2 grains.
	Alcoolature au quart	16 gros	

SACCHARURE DE SCILLE.

Prenez.	Sucre blanc	16 onces	1 gros représente Scille...... 1/2 grain.
	Alcoolature au 8e	8 gros	

SACCHARURE DE CANNELLE.

Prenez.	Sucre blanc	16 onces	1 gros représente Cannelle.. 2 grains.
	Alcoolature au quart	16 gros	

SACCHARURE DE QUINQUINA.

Prenez.	Sucre blanc	16 onces	1 gros représente Quinquina 2 grains.
	Alcoolature au quart	16 gros	

SACCHARURE DE JUSQUIAME.

Prenez.	Sucre blanc	16 onces	1 gros représente Jusquiame 1 grain.
	Alcoolature au 8e	16 gros	

SACCHARURE DE BELLADONE.

Prenez.	Sucre blanc	16 onces	1 gros représente Belladone. 1 grain.
	Alcoolature au 8e	16 gros	

SACCHARURE DE VANILLE.

Prenez. { Sucre blanc .... 16 onces / Alcoolature au 8e .... 16 gros } 1 gros représente Vanille.... 1 grain.

SACCHARURE DE GIROFLES.

Prenez. { Sucre blanc .... 16 onces / Alcoolature au quart .... 16 gros } 1 gros représente Girofles... 2 grains.

SACCHARURE DE MUSCADES.

Prenez. { Sucre blanc .... 16 onces / Alcoolature au quart .... 16 gros } 1 gros représente Muscades.. 2 grains.

SACCHARURE DE MACIS.

Prenez. { Sucre blanc .... 16 onces / Alcoolature au 8e .... 16 gros } 1 gros représente Macis...... 1 grain.

SACCHARURE DE MYRRHE.

Prenez. { Sucre blanc .... 16 onces / Alcoolature au quart .... 16 gros } 1 gros représente Myrrhe... 2 grains.

SACCHARURE DE STORAX.

Prenez. { Sucre blanc .... 16 onces / Alcoolature au quart .... 8 gros } 1 gros représente Storax..... 1 grain.

SACCHARURE DE TOLU.

Prenez. { Sucre blanc .... 16 onces / Alcoolature au quart .... 8 gros } 1 gros représente Tolu....... 1 grain.

SACCHARURE D'AMBRE.

Prenez. { Sucre blanc .... 16 onces / Alcoolature au 24e .... 16 gros } 1 gros représente Ambre.... 1/3 grain.

SACCHARURE DE CASTORÉUM.

Prenez. { Sucre blanc .... 16 onces / Alcoolature au quart .... 8 gros } 1 gros représente Castoréum 1 grain.

SACCHARURE D'EXTRAIT DE CAÏNCA.

Prenez. { Sucre blanc .... 23 onces / Alcoolé d'Extrait au quart .... 4 onces } 1 gros représente Extrait.... 3 grains.

SACCHARURE D'EXTRAIT DE RATANHIA.

Prenez. { Sucre blanc .... 15 onces / Alcoolé d'Extrait au tiers .... 3 onces } 1 once représente Extrait.... 1/2 gros.

SACCHARURE D'EXTRAIT DE SAFRAN.

Prenez. { Sucre blanc .... 15 onces / Alcoolé d'Extrait au tiers .... 3 onces } 1 once représente Extrait.... 1/2 gros.

SACCHARURES PRÉPARÉS AVEC LES ÉTHÉROLATURES.

SACCHARURE DE DIGITALE.

Prenez. { Sucre blanc .... 16 onces / Éthérolature au 8e .... 16 gros } 1 gros représente Digitale... 1 grain.

SACCHARURE DE CIGUË.

Prenez. { Sucre blanc .... 16 onces / Éthérolature au 8e .... 16 gros } 1 gros représente Ciguë..... 1 grain.

SACCHARURE DE CASTORÉUM.

Prenez. { Sucre blanc .... 16 onces / Éthérolature au 8e .... 16 gros } 1 gros représente Castoréum 1 grain.

DES GRAINS.

Les Saccharolés et les Saccharures étant mis en pâte avec un mucilage, et façonnés en petites boules du poids de deux grains ou environ, portent le nom de *Granins*. Par leur forme sphérique, les Grains ressemblent aux Pilules; mais ils en diffèrent par la prédominance du sucre, et par leur consistance tout-à-fait solide et cassante.

SACCHAROLÉ DE CACHOU,
pour servir à la préparation des Grains.

Prenez.
- Sucre en poudre .... 7 onces.
- Cachou pulvérisé .... 1 once.

GRAINS DE CACHOU.

Prenez.
- Saccharolé de Cachou .... 8 onces.
- Mucilage de Gomme arabique .... 8 gros.

GRAINS DE CACHOU
à la Rose.

Prenez.
- Saccharolé de Cachou .... 8 onces.
- Mucilage de Gomme arabique préparé avec l'Hydrolat de Roses .... 8 gros.

GRAINS DE CACHOU
à la Vanille.

Prenez.
- Saccharolé contenant 1/4 de Cachou .... 4 onces.
- Saccharure de Vanille .... 4 onces.
- Mucilage de Gomme arabique .... 8 gros.

GRAINS DE GINGEMBRE.

Prenez.
- Saccharolé contenant 1/16e de Gingembre de la Jamaïque .... 16 onces.
- Mucilage de Gomme arabique .... 16 gros.

GRAINS DE PIMENT.

Prenez.
- Saccharure de Piment annuel, simple, double ou triple .... 16 onces.
- Mucilage de Gomme arabique .... 16 gros.

DES PASTILLES.

Les *Pastilles* sont des médicamens solides, de forme hémisphérique. On les obtient en coulant goutte à goutte, sur un corps froid, les Saccharures aromatiques ou les Saccharolés oléuliques, préalablement hydrolisés de manière à former une pâte et liquéfiés par la chaleur.

Si, après avoir mêlé huit parties de sucre granuleux avec une partie d'eau, on ajoute à la pâte qui en résulte, quelques gouttes d'une Oléule quelconque ou une petite quantité d'une Alcoolature aromatique, on obtient un mélange également susceptible d'être fondu et coulé en Pastilles. Ces dernières Pastilles ne diffèrent pas des premières, parce que l'alcool s'évapore par l'action de la légère chaleur d'étuve que l'on est presque toujours obligé d'appliquer à ces médicamens pour leur donner une dureté convenable.

Généralement composées de manière à pouvoir flatter à la fois les sens du goût et de l'odorat, les Pastilles sont souvent employées; mais comme elles s'altèrent promptement, il est nécessaire de les renouveler souvent.

Le poids de chaque Pastille est de huit à neuf grains.

PASTILLES A L'ANIS.

Prenez.	Saccharolé oléulique d'Anis prép. avec le Sucre granulé....	16 onces.	Dans Pastilles......	1 gros.
	Eau....	16 gros.	Est inclus Oléule.	1 goutte.

Mêlez dans un poëlon à bec, faites liquéfier le mélange par la chaleur, et coulez goutte à goutte sur un marbre froid et huilé.

PASTILLES A LA MENTHE.

Prenez.	Sucre granulé hydrolisé en pâte....	8 onces.	Dans Pastilles......	1 unité.
	Oléule de Menthe....	32 gouttes.	Est inclus Oléule.	1/8 goutte.

Mêlez, chauffez pour liquéfier la masse, et coulez goutte à goutte comme ci-dessus. Laissez refroidir et portez les Pastilles à l'étuve.

PASTILLES A LA VANILLE.

Prenez.	Saccharure de Vanille sablé....	16 onces.	Pastilles............	1 gros.
	Eau....	16 gros.	Représente Vanille	1 grain.

Mêlez dans un poëlon à bec, chauffez le mélange pour le liquéfier, et coulez par gouttes comme ci-dessus.

PASTILLES A L'AMBRE.

Prenez.	Sucre granulé hydrolisé en pâte....	8 onces.	Pastilles............	1 gros.
	Alcoolature d'Ambre gris préparée au 12e....	4 scrup.	Représente Ambre	1/8 grain.

Chauffez la pâte dans un poëlon à bec pour la liquéfier, ajoutez-y l'alcoolature, et coulez par gouttes comme ci-dessus. Laissez refroidir les Pastilles, et portez-les à l'étuve pour faire évaporer l'alcool et leur donner la dureté convenable.

DES TABLETTES.

Les Saccharures et les Saccharolés peuvent être réduits en une pâte ferme et maniable, par l'addition d'un mucilage qui en lie les parties. Cette pâte étant étendue sur une table en couches de peu d'épaisseur, et découpée en petites parties de forme ronde, constitue les *Tablettes*. On les fait sécher à l'air libre, ou à la chaleur d'une étuve.

Lorsque les Tablettes sont formées de Saccharures, elles participent toujours de la nature des extraits; mais lorsqu'elles sont faites avec des Saccharolés, elles peuvent être salines, acides, ou de toute autre nature.

Le mot *Tablettes* étant spécialement employé pour désigner ceux d'entre ces médicamens dont la forme est carrée ou en losanges, il serait peut-être bien de donner le nom d'*Orbicules* à ceux qui ont une forme *orbiculaire*. Quant aux Pastilles proprement dites ou à la goutte, elles se distinguent par une forme constamment hémisphérique.

J'ai dit ailleurs que l'emploi des Saccharures pour la préparation des Tablettes était un premier moyen pour atteindre la perfection de celles qui nous viennent d'Angleterre; j'ajouterai que la substitution du *Mucilage de Gomme du Sénégal* à celui de Gomme adraganthe généralement employé à cet usage, en est le complément.

TABLETTES

préparées avec les Saccharolés Oléuliques.

TABLETTES OLÉULIQUES *à la Menthe.*

Prenez. { Saccharolé d'Oléule de Menthe, à 8 gouttes par once.... 16 onces.
Mucilage de Gomme du Sénégal.............................. 16 gros.

Dans une Tablette de 18 grains.
est inclus Oléule..... $^1/_4$ goutte.

TABLETTES OLÉULIQUES *à la Camomille.*

Prenez. { Saccharolé d'Oléule de Camomille, à 8 gouttes par once 16 onces.
Mucilage de Gomme du Sénégal.............................. 16 gros.

Dans une Tablette de 18 grains.
est inclus Oléule..... $^1/_4$ goutte.

TABLETTES OLÉULIQUES *à l'Anis.*

Prenez. { Saccharolé d'Oléule d'Anis, à 8 gouttes par once......... 16 onces.
Mucilage de Gomme du Sénégal.............................. 16 gros.

Dans une Tablette de 12 grains.
est inclus Oléule..... $^1/_6$ goutte.

TABLETTES OLÉULIQUES *à la Cannelle.*

Prenez. { Saccharolé d'Oléule de Cannelle, à 4 gouttes par once. 16 onces.
Mucilage de Gomme du Sénégal.............................. 16 gros.

Dans une Tablette de 18 grains.
est inclus Oléule..... $^1/_8$ goutte.

TABLETTES OLÉULIQUES *au Macis.*

Prenez. { Saccharolé d'Oléule de Macis, à 8 gouttes par once.... 16 onces.
Mucilage de Gomme du Sénégal.............................. 16 gros.

Dans une Tablette de 12 grains.
est inclus Oléule..... $^1/_6$ goutte.

TABLETTES
préparées avec les Saccharolés proprement dits.

TABLETTES
de Sulfate de Quinine.

Prenez. { Saccharolé contenant 1/48e de Sulfate de Quinine......... 24 onces. | Dans une Tablette de 12 grains.
Mucilage de Gomme du Sénégal............................ 24 gros. | est inclus Sulfate..... 1/4 grain.

TABLETTES
de Bi-Carbonate de Soude.

Prenez. { Saccharolé contenant 1/24e de Bi-Carbonate................. 24 onces. | Dans une Tablette de 24 grains.
Mucilage de Gomme du Sénégal............................ 24 gros. | est inclus Sel......... 1 grain.

TABLETTES
d'Acide Benzoïque.

Prenez. { Saccharolé contenant 2 gros d'Acide par livre............ 16 onces. | Dans une Tablette de 12 grains.
Mucilage de Gomme du Sénégal............................ 16 gros. | est inclus Acide...... 1/6 grain.

TABLETTES
de Poudre de Guimauve.

Prenez. { Saccharolé contenant 1/9e de P. de Rac. de Guimauve... 18 onces. | Dans une Tablette de 18 grains.
Mucilage de Gomme du Sénégal............................ 18 gros. | est inclus Guimauve. 2 grains.

TABLETTES
de Poudre de Gingembre.

Prenez. { Saccharolé contenant 1/24e de P. de Gingemb. de la Jam. 24 onces. | Dans une Tablette de 24 grains.
Mucilage de Gomme du Sénégal............................ 24 gros. | est inclus Gingembre 1 grain.

TABLETTES
de Sulfure d'Antimoine.

Prenez. { Saccharolé contenant 1/24e de Sulfure........................ 24 onces. | Dans une Tablette de 12 grains.
Mucilage de Gomme du Sénégal............................ 24 gros. | est inclus Sulfure.... 1/2 grain.

TABLETTES
de Sulfure rouge de Mercure.

Prenez. { Saccharolé contenant 1/12e de Sulfure........................ 12 onces. | Dans une Tablette de 12 grains.
Mucilage de Gomme du Sénégal............................ 12 gros. | est inclus Sulfure.... 1 grain.

TABLETTES
d'Oxide noir de Fer.

Prenez. { Saccharolé contenant 1/12e d'Oxide.......................... 12 onces. | Dans une Tablette de 12 grains.
Mucilage de Gomme du Sénégal............................ 12 gros. | est inclus Oxide...... 1 grain.

TABLETTES
préparées avec les Saccharures.

TABLETTES
de Saccharure d'Ipécacuanha.

Prenez.				
	Saccharure d'Ipécacuanha	16 onces.	Chaque Tablette de...	18 grains.
	Mucilage de Gomme du Sénégal	16 gros.	représente Ipécac.....	1/4 grain.

TABLETTES
de Saccharure de Vanille.

Prenez.				
	Saccharure de Vanille	16 onces.	Chaque Tablette de...	12 grains.
	Mucilage de Gomme du Sénégal	16 gros.	représente Vanille....	1/6 grain.

TABLETTES
de Saccharure de Castoréum.

Prenez.				
	Saccharure de Castoréum	16 onces.	Chaque Tablette de...	12 grains.
	Mucilage de Gomme du Sénégal	16 gros.	représente Castoréum	1/6 grain.

TABLETTES
de Saccharure de Myrrhe.

Prenez.				
	Saccharure de Myrrhe	16 onces.	Chaque Tablette de...	12 grains.
	Mucilage de Gomme du Sénégal	16 gros.	représente Myrrhe...	1/3 grain.

TABLETTES
de Saccharure de Tolu.

Prenez.				
	Saccharure de Tolu	16 onces.	Chaque Tablette de...	12 grains.
	Mucilage de Gomme du Sénégal	16 gros.	représente Tolu.......	1/6 grain.

ORBICULES
de Saccharure de Quinquina.

Prenez.				
	Saccharure de Quinquina	16 onces.	Chaque Tablette de...	18 grains.
	Mucilage de Gomme du Sénégal	16 gros.	représente Quinquina	1/2 grain.

ORBICULES
de Saccharure de Scille.

Prenez.				
	Saccharure de Scille	16 onces.	Chaque Tablette de...	12 grains.
	Mucilage de Gomme du Sénégal	16 gros.	représente Scille......	1/12 grain.

ORBICULES
de Saccharure de Cannelle.

Prenez.				
	Saccharure de Cannelle	16 onces.	Chaque Tablette de...	18 grains.
	Mucilage de Gomme du Sénégal	16 gros.	représente Cannelle..	1/2 grain.

DES PÂTES.

Les médicamens auxquels, en Pharmacie, on donne plus particulièrement le nom de *Pâtes*, ont le Sucre et la Gomme pour base ou principe prédominant. Ces deux substances étant dissoutes dans de l'eau ou dans une hydrolature, et rapprochées peu à peu par l'évaporation, forment le lien qui dans toutes ces Pâtes unit leurs parties et donne à ces préparations la mollesse convenable.

Les Pâtes ont assez de consistance pour pouvoir conserver la forme qu'on leur donne, mais pas assez pour être cassantes. La souplesse et l'élasticité dont elles sont pourvues, sont les qualités par lesquelles elles se distinguent des autres Saccharoliques. On est dans l'usage de les couler en tablettes, que l'on découpe ensuite en petites parties de forme variée. Elles sont ou opaques ou transparentes.

On a trop étendu la signification du mot *Pâte*, que l'on a donné à des composés dans lesquels on ne trouve ni Sucre ni Gomme, et qui n'ont de commun avec les Pâtes pharmaceutiques, que la consistance pâteuse dont ils sont pourvus.

Les Pâtes sont simples ou composées, selon qu'on a joint une ou plusieurs substances au Sucre et à la Gomme qui en forment la base.

PATE SIMPLE
transparente.

Prenez.	Eau commune	12 livres.
	Gomme du Sénégal concassée	6 livres.
	Sucre	5 livres.

Mettez la gomme dans une bassine, versez l'eau par dessus, et remuez le mélange de temps en temps, jusqu'à ce que la gomme soit dissoute. Passez alors au travers d'un tissu de laine, ajoutez-y le sucre, et concentrez par l'évaporation jusqu'à consistance épaisse. Retirez la bassine du feu, laissez refroidir, et coulez le produit dans des moules de fer blanc hydrargyrés, que vous exposerez à la chaleur d'une étuve pour donner au mélange la consistance convenable.

PATE SIMPLE
non transparente.

Prenez.	Eau commune	12 livres.
	Gomme du Sénégal concassée	4 livres.
	Sucre	4 livres.
	Blancs d'œufs	8 unités.

Faites dissoudre la gomme et le sucre dans l'eau à la chaleur du bain-marie, laissez refroidir et passez au travers d'un tissu de laine. Concentrez le liquide obtenu à une douce chaleur jusqu'à consistance de miel, en ayant soin d'agiter sans cesse avec une spatule; incorporez-y alors les blancs d'œufs battus avec un peu d'eau, et continuez la concentration en remuant toujours, jusqu'à ce que la masse ne s'attache plus à la main. Lorsque la Pâte est dans cet état, on la coule sur une table garnie d'amidon.

Observations. Si vous remplacez l'eau qui entre dans la composition de la pâte transparente, par l'Hydrolature de Jujubes, vous aurez la Pâte de ce nom. Si vous substituez les Hydrolatures de Guimauve ou de Réglisse à l'eau de la seconde Pâte, vous aurez les Pâtes de Guimauve et de Réglisse.

DES GELÉES.

Les *Gelées* sont des médicamens formés de sucre et de parties gélatineuses, qui constituent des masses molles, tremblantes et plus ou moins transparentes. Les Gelées se fondent par l'action du calorique et se condensent en se refroidissant. On les obtient le plus ordinairement par la concentration des sucs gélatineux ou gommo-gélatineux avec du sucre. On y associe parfois des aromates. Faciles à conserver lorsqu'elles sont d'origine végétale, elles s'altèrent promptement lorsqu'elles sont de nature animale.

Généralement agréables au goût, les Gelées sont presque toujours employées comme aliment. Quelques unes, cependant, sont médicamenteuses.

GELÉE DE GROSEILLES.

Prenez. { Suc de Groseilles récemment obtenu .... 6 livres.
Sucre blanc .... 4 livres.

Mêlez dans une bassine de cuivre, et concentrez à une douce chaleur, de manière à obtenir 8 livres de Gelée. Pendant qu'elle est encore chaude, coulez-la dans des pots.

GELÉE DE COINGS.

Prenez. { Hydrolature de 6 livres de Coings concentrée par l'ébullition à .... 6 livres.
Sucre blanc .... 4 livres.

Mêlez dans une bassine d'argent, et concentrez à la chaleur du bain-marie, de manière à obtenir 8 livres de Gelée que vous coulerez de suite dans des pots.

GELÉE DE LICHEN.

Prenez. { Hydrolature de deux onces de Lichen concentrée par l'évaporation à .... 6 onces.
Sucre blanc .... 4 onces.

Mêlez dans un poêlon d'argent, et concentrez à une douce chaleur pour réduire à 8 onces. Aromatisez la Gelée avec quelques gouttes d'Alcoolat de Citrons, et coulez dans un pot.

GELÉE D'ICHTHYOCOLLE.

Prenez. { Gélatine molle récemment préparée .... 4 onces.
Sucre blanc réduit en poudre grossière .... 4 onces.

Ces deux substances étant mêlées et soumises à l'action de la chaleur du bain-marie, se fondent et s'unissent. Il en résulte une Gelée liquide qui se condense en se refroidissant.

GELÉE D'ICHTHYOCOLLE *vanillée.*

Prenez. { Gélatine molle récemment préparée avec l'Ichthyocolle .... 4 onces.
Sucre blanc réduit en poudre grossière .... 3 onces.
Saccharure de Vanille .... 1 once.

Mêlez, chauffez à la chaleur du bain-marie pour liquéfier le mélange, retirez du feu et coulez dans un pot que vous exposerez au froid.

DES CRÊMES.

Nous avons placé les *Crêmes* au rang des Saccharoliques, mais il est certain que cette place pourrait leur être contestée. Elles résultent de l'union du jaune d'œuf et du sucre avec le lait, seul ou allié à quelques principes médicamenteux. On les prépare en mêlant le jaune d'œuf et le sucre avec du lait préalablement chauffé à soixante degrés, et en soumettant ensuite le mélange à l'action de la chaleur de l'eau bouillante qui unit ces diverses substances, et les transforme en une masse opaque de consistance molle.

Nutritives et agréables au goût, les Crêmes sont des préparations alimentaires auxquelles on a rarement recours pour remplir des indications médicales.

CRÊME SIMPLE.

Prenez.	Lait de vache	2 livres	ou	16 onces.	8 parties.
	Sucre en poudre	4 onces		16 gros.	1 partie.
	Jaunes d'œufs	8 unités		16 gros.	1 partie.

CRÊME *au Chocolat.*

Prenez.	Lait	2 livres	ou	16 onces.	16 parties.
	Sucre en poudre	4 onces		16 gros.	2 parties.
	Chocolat rapé	2 onces		8 gros.	1 partie.
	Jaunes d'œufs	8 unités		16 gros.	2 parties.

CRÊME *aux Amandes.*

Prenez.	Émulsion d'Amandes préparée avec du Lait	2 livres	ou	16 onces.	8 parties.
	Sucre en poudre	4 onces		16 gros.	1 partie.
	Jaunes d'œufs	8 unités		16 gros.	1 partie.

CRÊME *à la Vanille.*

Prenez.	Lait	2 livres	ou	16 onces.	8 parties.
	Saccharure de Vanille	4 onces		16 gros.	1 partie.
	Jaunes d'œufs	8 unités		16 gros.	1 partie.

CRÊME *à la Fleur d'Orange.*

Prenez.	Lait	2 livres	ou	16 onces.	32 parties.
	Sucre en poudre	4 onces		16 gros.	4 parties.
	Jaunes d'œufs	8 unités		16 gros.	4 parties.
	Hydrolat de Fleurs d'Oranger	1 once		4 gros.	1 partie.

DES CONSERVES.

Les *Conserves* ou *Électuaires simples* sont des médicamens généralement formés d'une seule espèce de pulpe et d'une quantité de sucre suffisante pour les rendre agréables au goût et susceptibles d'être conservées. On les obtient encore, non seulement par le mélange du sucre avec les pulpes factices que l'on forme en humectant les poudres végétales avec du vin ou avec de l'eau, mais encore en incorporant ces mêmes poudres dans du sirop, ou enfin en humectant certains saccharolés avec des liquides hydroliques ou œnoliques.

Les Conserves ont une consistance molle, et cèdent facilement à la pression. Si on leur donne une forme pyramidale, elles s'affaissent en partie, mais ne s'étendent pas à la manière de certains extraits.

Préparés avec soin, quelques uns de ces médicamens sont susceptibles d'être conservés en bon état pendant plusieurs mois; mais il en est beaucoup qui demandent à être renouvelés plus souvent.

CONSERVE DE CYNORRHODONS.

Prenez.	Sucre en poudre	12 onces.	ou	6 onces.
	Pulpe de Cynorrhodons peu consistante	8 onces.		4 onces.

CONSERVE D'ABRICOTS.

Prenez.	Sucre en poudre	4 livres.	ou	1 livre.
	Pulpe d'Abricots peu consistante	4 livres.		1 livre.

CONSERVE D'ABSYNTHE.

Prenez.	Sucre en poudre	16 onces.	ou	2 onces.
	Pulpe œnolique de Poudre d'Absynthe	8 onces.		1 once.

CONSERVE D'AUNÉE.

Prenez.	Sucre en poudre	16 onces.	ou	2 onces.
	Pulpe œnolique de Poudre d'Aunée	8 onces.		1 once.

CONSERVE DE ROSES.

Prenez.	Saccharolé contenant $1/9$ de Poudre de Roses rouges	18 onces.	ou	9 gros.
	Hydrolat de Roses	4 onces.		2 gros.

CONSERVE DE TAMARIND.

Prenez.	Sucre en Poudre	4 livres.	ou	1 livre.
	Pulpe de Tamarind peu consistante	4 livres.		1 livre.

Mêlez et concentrez à la chaleur du bain-marie, jusqu'à consistance convenable.
Agissez de même, à l'égard de la conserve d'abricots.

DES ÉLECTUAIRES.

Ces médicamens sont principalement formés de Poudres composées et de Sirops à base de sucre ou de miel; mais les Pulpes et les Extraits en font souvent partie. On les obtient en incorporant ces Poudres dans la quantité d'un liquide sirupeux nécessaire pour leur donner la consistance des Conserves, ou en humectant convenablement certains Saccharolés polyamiques, avec un liquide hydrolique ou œnolique.

Quoique très composés, plusieurs Electuaires peuvent être conservés en bon état pendant un an et plus. Quelques uns sont même préférés après la réaction spontanée qui a lieu entre les différens ingrédiens dont ils sont composés, réaction modifiée encore singulièrement par la fermentation qui d'ordinaire s'y établit d'elle-même, après un certain laps de temps.

Les Électuaires ne sont à proprement parler que des Conserves composées. Si les substances dont ils sont formés y figurent quelquefois en grand nombre, c'est qu'on a voulu par ce mélange et par la fermentation, unir les vertus de ces drogues diverses, afin qu'il n'en résultât pour ainsi dire qu'une seule; c'est que l'on a considéré cette association comme propre à en faciliter la conservation, et que par ce moyen on en rend l'emploi moins désagréable.

POUDRE SAFRANÉE *de Desportes.*

Prenez.	Terre sigillée préparée	32 gros.	ou	2 gros.	16 parties.
	Pierres d'Écrevisses porphyrisées	16 gros.		1 gros.	8 parties.
	Cannelle en poudre	4 gros.		1/4 gros.	2 parties.
	Bois de Santal citrin pulvérisé	4 gros.		1/4 gros.	2 parties.
	Safran en poudre	4 gros.		1/4 gros.	2 parties.
	Feuilles de Dictame de Crête en poudre	2 gros.		1/8 gros.	1 partie.
	Myrrhe pulvérisée	2 gros.		1/8 gros.	1 partie.
	Total....	8 onces.	ou	4 gros.	32 parties.

ÉLECTUAIRE SAFRANÉ *de Desportes,*

ou Confection d'Hyacinthes réformée.

Prenez.	Poudre safranée de *Desportes*	8 onces.	ou	2 gros.	1 once.
	Sirop d'Hydrolature d'Œillets	16 onces.		4 gros.	2 onces.
	Miel de Narbonne fondu	8 onces.		2 gros.	1 once.
	Total....	32 onces.	ou	8 gros.	4 onces.
	Camphre	8 grains.	ou	1/4 grain.	1 grain.
	Oléule de Citrons	8 gouttes.		1/4 goutte.	1 goutte.

ÉLECTUAIRE OPIACÉ *d'Andromaque.*

Prenez.	Poudre opiacée d'*Andromaque*	4 livres.	ou	8 onces.	64 parties.
	Baume de la Mecque	2 onces.		2 gros.	2 parties.
	Térébenthine de Chio	1 once.		1 gros.	1 partie.
	Miel de Narbonne liquéfié	14 livres.		28 onces.	224 parties.
	Vin d'Espagne	9 onces.		9 gros.	9 parties.
	Total....	300 onces.	ou	300 gros.	300 parties.

DES SIROPS.

Les *Sirops* sont des médicamens liquides et visqueux résultant de l'union de certains liquides avec la quantité de Sucre nécessaire pour qu'ils en soient saturés. On les obtient, non seulement en faisant dissoudre environ deux parties de Sucre dans une partie d'un Hydrolé, d'un Hydrolat ou d'une Hydrolature, mais encore en substituant à ces liquides les Acétolés, les Acétolats ou les Acétolatures, les OEnolés ou les OEnolatures, les Sucs et les Emulsions.

Ces médicamens ont une consistance particulière en vertu de laquelle ils coulent avec plus de lenteur que les huiles, et plus facilement que les térébenthines.

Généralement agréables et d'un emploi commode, les Sirops sont très usités. Ils sont propres à remplir un grand nombre d'indications médicales, leur composition étant très variée.

On divise les Sirops en *hydroliques*, *acétoliques* et *œnoliques*, selon que l'eau, le vinaigre ou le vin sont employés comme menstrues pour extraire et tenir en solution les principes médicamenteux dont ils sont composés. On les divise encore en Sirops *simples*, *monoïamiques* et *polyamiques*. Un Sirop monoïamique est celui qui, au sucre et au menstrue qui le tient en solution, ne réunit qu'une seule substance. Un Sirop polyamique est celui qui en réunit plusieurs.

La dénomination particulière des Sirops n'est pas toujours conforme à la méthode sur laquelle repose notre nomenclature pharmaceutique; cette circonstance prouve qu'il serait nécessaire d'en former trois genres, en prenant l'eau, le vinaigre et le vin pour base de cette nouvelle division, à l'exemple des Hydromellés, des Acétomellés et des OEnomellés.

SIROPS......	*hydroliques*	d'Hydrolés..... d'Hydrolats.... d'Hydrolatures de Sucs........ d'Émulsions...	ou Sirops	hydrolétiques... hydrolatiques.. hydrolaturiques opoliques....... émulsifs.........	monoïamiques et polyamiques.
	acétoliques	d'Acétolés...... d'Acétolats.... d'Acétolatures.	ou Sirops	acétolétiques... acétolatiques.... acétolaturiques.	monoïamiques et polyamiques.
	œnoliques..	d'OEnolés...... d'OEnolatures.	ou Sirops	œnolétiques.... œnolaturiques..	monoïamiques et polyamiques.

SIROPS SIMPLES.

HYDROLIQUE.		ACÉTOLIQUE.		OENOLIQUE.	
Sucre....................	16 parties.	Sucre....................	16 parties.	Sucre....................	15 parties.
Eau......................	8 parties.	Vinaigre................	8 parties.	Vin......................	9 parties.
Total..........	24 parties.	Total..........	24 parties.	Total..........	24 parties.

SIROPS HYDROLIQUES.

SIROPS	*d'Hydrolé de Camphre*	Sucre	4 livres.	Dans Sirop	1 once.
		Hydrolé de C.	2 livres.	est inclus Camp.	$^1/_2$ grain.
	d'Hydrolé de Gomme	Sucre	4 livres.	Dans Sirop	1 once.
		Hydrolé au quart	2 livres.	est inclus Gom.	2 scrup.
SIROPS	*d'Hydrolat de Camomille*	Sucre	4 livres.	Dans Sirop	12 gros.
		Hydrolat	2 livres.	est inclus Hydr.	4 gros.
	d'Hydrolat de Menthe	Sucre	4 livres.	Dans Sirop	12 gros.
		Hydrolat	2 livres.	est inclus Hydr.	4 gros.
SIROPS	*d'Hydrolature d'Absynthe*	Sucre	4 livres.	Sirop	1 once.
		Hydrolature au 8e	2 livres.	représ. Absynth.	1 scrup.
	d'Hydrolature de Camomille.	Sucre	4 livres.	Sirop	1 once.
		Hydrolature au 8e	2 livres.	représ. Camom.	1 scrup.
SIROPS	*de Suc de Cresson*	Sucre	4 livres.	Dans Sirop	12 gros.
		Suc filtré	2 livres.	est inclus Suc...	4 gros.
	de Suc de Fumeterre	Sucre	4 livres.	Dans Sirop	12 gros.
		Suc filtré	2 livres.	est inclus Suc...	4 gros.
SIROPS	*d'Emulsion d'Amandes*	Sucre	4 livres.	Sirop	1 once.
		Émulsion sextuple	2 livres.	représ. Amand.	1 gros.
	d'Emulsion de Noisettes	Sucre	4 livres.	Sirop	1 once.
		Émulsion sextuple	2 livres.	Représ. Nois....	1 gros.
SIROPS	*oléulique de Camomille*	Saccharolé à 12 goutt. par once.	4 livres.	Dans Sirop	1 once.
		Eau pure	2 livres.	est inclus Oléule	8 gouttes.
	oléulique de Menthe	Saccharolé à 6 goutt. par once	4 livres.	Dans Sirop	1 once.
		Eau pure	2 livres.	est inclus Oléule	4 gouttes.
SIROPS	*de Sulfate de Quinine*	Sirop hydrolique simple	16 onces.	Dans Sirop	1 once.
		Sulfate	16 grains	est inclus Sulf.	1 grain.
	d'Acétate de Morphine	Sirop hydrolique simple	16 onces.	Dans Sirop	1 once.
		Acétate	4 grains	est inclus Acét..	$^1/_4$ grain.

SIROPS ACÉTOLIQUES.

		Composition	Quantité		Dose
SIROPS	*d'Acétolé de Camphre*	Sucre	4 livres.	Dans Sirop	1 once.
		Acétolé à 1 grain par once	2 livres.	est inclus Camph.	1/2 grain.
	d'Acétolat de Sureau	Sucre	4 livres.	Dans Sirop	12 gros.
		Acétolat	2 livres.	est inclus Acétol.	4 gros.
	d'Acétolat de Cannelle	Sucre	4 livres.	Dans Sirop	12 gros.
		Acétolat	2 livres.	est inclus Acétol.	4 gros.
	d'Acétolature de Scille	Sucre	4 livres.	Sirop	1 once.
		Acétolature	2 livres.	représ. Scille	12 grains.
	d'Acétolature de Colchique.	Sucre	4 livres.	Sirop	1 once.
		Acétolature	2 livres.	représ. Colch.	24 grains.
	d'Acétolature de Piment	Sucre	4 livres.	Sirop	1 once.
		Acétolature	2 livres.	représ. Piment	12 grains.
	d'Acétolature de Quinquina	Sucre	4 livres.	Sirop	1 once.
		Acétolature	2 livres.	représ. Quinq.	12 grains.

SIROPS ŒNOLIQUES.

		Composition	Quantité		Dose
SIROPS	*œnolique de Camphre*	Sucre	15 onces.	Dans Sirop	1 once.
		OEnolé à 1 grain par once	9 onces.	est inclus Camph.	1/3 grain.
	œnolique de Sulf. de Quinq.	Sucre	15 onces.	Dans Sirop	1 once.
		OEnolé à 6 grains par once	9 onces.	est inclus Sulf.	2 grains.
	d'OEnolature de Gentiane	Sucre	15 onces.	Sirop	1 once.
		OEnolature au 9ᵉ	9 onces.	représ. Gentiane.	24 grains.
	d'OEnolature d'Absynthe	Sucre	15 onces.	Sirop	1 once.
		OEnolature au 9ᵉ	9 onces.	représ. Absynthe	24 grains.
	d'OEnolature de Quinquina.	Sucre	15 onces.	Sirop	1 once.
		OEnolature au 9ᵉ	9 onces.	représ. Quinq.	24 grains.
	d'OEnolature de Safran	Sucre	15 onces.	Sirop	1 once.
		OEnolature au 9ᵉ	9 onces.	représ. Safran.	12 grains.

DES MÉDICAMENS MELLÉOLIQUES.

Élaboré par les Abeilles, le Miel est un produit d'origine et de nature végétale, qui partage avec le Sucre la propriété de pouvoir conserver certaines substances organiques. De son union avec divers liquides, résultent des médicamens analogues à ceux que l'on obtient de l'union du sucre avec les mêmes liquides. Nous avons rangé ces médicamens dans une classe particulière sous le nom de *Melléoliques*, mais nous pensons qu'il serait plus convenable de les placer, les uns avec les Hydroliques, et les autres parmi les Alcooliques, les Acétoliques ou les Œnoliques, selon la nature du dissolvant.

L'eau, l'alcool, le vinaigre et le vin, étant unis à une portion convenable de Miel, donnent naissance à quatre sortes de Sirops que nous désignerons par ces mots : *Hydromel, Alcoomel, Acétomel* et *OEnomel.* De l'union de ces quatre Sirops primitifs avec certains principes médicamenteux, résultent les *Hydromellés,* les *Alcoomellés,* les *Acétomellés* et les *Œnomellés*, dont l'ensemble forme avec des *Melléolés* la classe des médicamens *melléoliques.*

Comme les sirops à base de miel peuvent être également préparés avec le sucre, et souvent même avec avantage, il sera convenable d'en restreindre le nombre à ceux qui résultent de l'union du miel avec les hydrolatures ou avec les autres teintures.

TABLEAU

DE LA CLASSIFICATION DES MELLÉOLIQUES.

MELLÉOLIQUES..	*Miel*..................	MELLÉOLÉS........ *formés de*............	Miel. Poudres.
	Hydromel.........	HYDROMELLÉS..... *formés de*............	Miel Hydrolatures.
	Alcoomel..........	ALCOOMELLÉS..... *formés de*............	Miel. Alcoolatures.
	Acétomel..........	ACÉTOMELLÉS...... *formés de*............	Miel. Acétolatures.
	OEnomel...........	OENOMELLÉS........ *formés de*............	Miel. OEnolatures.

DES MELLÉOLÉS.

Les *Melléolés* sont des médicamens épais et visqueux, formés de miel et de poudres. Assimilés aux Électuaires avec lesquels ils ont la plus grande analogie, ils en diffèrent presque toujours par la prédominance du miel, et par une consistance moins épaisse.

MELLÉOLÉ DE SOUFRE.

Prenez.				
	Miel de Narbonne	5 onces	ou	10 gros. 5 parties.
	Soufre sublimé et lavé	1 once		2 gros. 1 partie.

Liquéfiez le miel en le chauffant, et incorporez-y le soufre.

MELLÉOLÉ DE CRÈME DE TARTRE.

Prenez.				
	Miel de Narbonne	5 onces	ou	10 gros. 5 parties.
	Surtartrate de Potasse en poudre fine	1 once		2 gros. 1 partie.

Chauffez le miel pour le fondre, et incorporez-y la poudre.

MELLÉOLÉ DE RÉGLISSE.

Prenez.				
	Miel de Narbonne	5 onces	ou	10 gros. 5 parties.
	Racine de Réglisse en poudre	1 once		2 gros. 1 partie.

Faites fondre le miel à une douce chaleur, et incorporez-y la poudre.

MELLÉOLÉ DE GUIMAUVE.

Prenez.				
	Miel de Narbonne	5 onces	ou	10 gros. 5 parties.
	Racine de Guimauve pulvérisée	1 once		2 gros. 1 partie.

Incorporez la poudre dans le miel préalablement fondu.

MELLÉOLÉ DE CORIANDRE.

Prenez.				
	Miel de Narbonne	14 onces	ou	7 gros. 7 parties.
	Semences de Coriandre en poudre	2 onces		1 gros. 1 partie.

Faites fondre le miel à une douce chaleur, et incorporez-y la poudre.

MELLÉOLÉ DE GOMME.

Prenez.				
	Miel de Narbonne	12 onces	ou	6 gros. 3 parties.
	Gomme du Sénégal en poudre	4 onces		2 gros. 1 partie.

Mêlez exactement dans un mortier de marbre.

MELLÉOLÉ DE CANNELLE.

Prenez.				
	Miel de Narbonne	14 onces	ou	7 gros. 7 parties.
	Cannelle de Ceylan en poudre	2 onces		1 gros. 1 partie.

Le miel étant liquéfié et froid, incorporez-y la poudre.

DES HYDROMELLÉS.

Les *Hydromellés* sont des médicamens formés d'hydromel et de parties extractives. On les obtient en mêlant du miel avec des hydrolatures, et en concentrant ensuite le mélange jusqu'à la consistance des sirops. Les sucs végétaux ayant la plus grande analogie avec les hydrolatures, leur sont quelquefois substitués pour la préparation des Hydromellés.

Nous définissons l'*Hydromel*, un liquide sirupeux formé d'eau et de miel.

On divise les Hydromellés en *hydrolaturiques* et en *opoliques*, selon qu'ils résultent de la concentration des hydrolatures ou des sucs végétaux avec le miel.

La dénomination particulière de chaque Hydromellé se forme par la réunion de ce mot au nom spécifique des hydrolatures ou des sucs employés à la préparation du médicament.

HYDROMEL.

Prenez. { Miel blanc .... 4 livres.
Eau pure .... 1 livre.

Mêlez l'eau et le miel dans une bassine, faites-les bouillir pendant 2 ou 3 minutes, écumez et passez.

HYDROMELLÉ DE SCILLE.

Prenez. { Miel blanc .... 4 livres.
Hydrolature de Scille au 16e .... 5 livres.

Mêlez, concentrez par l'évaporation jusqu'à consistance sirupeuse, et passez au blanchet.

N. B. Une once d'Hydromellé représente $^1/_2$ gros de Scille sèche.

HYDROMELLÉ DE ROSES ROUGES.

Prenez. { Miel blanc .... 4 livres.
Hydrolature de Roses rouges au 8e .... 5 livres.

Mêlez, concentrez par l'évaporation jusqu'à consistance sirupeuse, et passez au blanchet.

N. B. Une once d'Hydromellé représente un gros de Roses sèches.

HYDROMELLÉ DE MERCURIALE.

Prenez. { Miel blanc .... 4 livres.
Suc récent et filtré de Mercuriale annuelle .... 5 livres.

Mêlez, concentrez par l'évaporation jusqu'à consistance sirupeuse, et passez au blanchet.

N. B. Une once d'Hydromellé représente une once de Suc.

HYDROMELLÉ DE NICOTIANE.

Prenez. { Miel blanc .... 4 livres.
Suc récent et filtré de Nicotiane *Tabac* .... 1 livre.

Mettez ces deux substances dans une bassine, faites-les bouillir pendant 2 ou 3 minutes, et passez au blanchet.

N. B. Dix gros d'Hydromellé contiennent deux gros de Suc.

DES ALCOOMELLÉS.

L'*Alcoomel* est un excipient pharmaceutique formé de trois parties de miel et d'une partie d'alcool.

De l'union de trois parties de miel avec une partie d'une alcoolature hydrolique, résultent des liquides sirupeux, auxquels nous donnons le nom d'*Alcoomellés*, parce qu'ils sont réellement formés d'alcoomel et de parties extractives.

Par leur union avec le miel, les alcoolatures de substances résineuses ne donnent lieu qu'à des Alcoomellés magistraux, parce que dans ces composés, le miel affaiblit trop les Alcoolatures pour qu'elles puissent tenir les Résines en solution permanente.

ALCOOMEL.

Prenez. { Miel blanc fondu et froid .... 3 livres.
Alcool rectifié à 30 degrés .... 1 livre.

Mêlez et filtrez au papier.

ALCOOMELLÉ *d'Extrait de Salsepareille.*

Prenez. { Alcoomel .... 15 onces.
Extrait d'Hydrolature de Salsepareille .... 1 once.

Mêlez et chauffez jusqu'à solution complète.

ALCOOMELLÉ *d'Extrait de Genièvre.*

Prenez. { Alcoomel .... 15 onces.
Extrait d'Hydrolature de Genièvre .... 1 once.

Faites dissoudre l'extrait dans l'excipient à une douce chaleur.

ALCOOMELLÉ DE VALÉRIANE.

Prenez. { Miel blanc .... 3 livres.
Alcoolature de Racine de Valériane au 8e .... 1 livre.

N. B. Une once d'Alcoomellé représente 1/4 de gros de Valériane sèche.

ALCOOMELLÉ DE CORIANDRE.

Prenez. { Miel blanc .... 3 livres.
Alcoolature de Coriandre au 16e .... 1 livre.

N. B. Huit gros d'Alcoomellé représentent 8 grains de Coriandre.

ALCOOMELLÉ DE MYRRHE.

Prenez. { Miel blanc .... 3 livres.
Alcoolature préparée au 8e .... 1 livre.

N. B. Une once d'Alcoomellé représente 1/4 de gros de Myrrhe.

DES ACÉTOMELLÉS.

L'*Acétomel* est un sirop acétolique à base de miel. Nous donnons le nom d'*Acétomellés*, aux médicamens formés d'acétomel et de principes médicamenteux de la nature des extraits.

On obtient les Acétomellés en mêlant les acétolatures au miel, et en concentrant ensuite le mélange jusqu'à la consistance des sirops.

ACÉTOMEL.

Prenez. { Miel de Narbonne .... 10 livres.
Vinaigre blanc .... 5 livres.

Mettez le miel et le vinaigre dans une bassine d'argent; chauffez et faites bouillir jusqu'à ce que le mélange soit réduit à .... 12 livres.

Laissez refroidir, et passez au travers d'un blanchet.

ACÉTOMELLÉ *d'Extrait de Scille.*

Prenez. { Acétomel .... 15 onces.
Extrait d'Hydrolature de Scille .... 1 once.

Faites dissoudre l'Extrait dans l'Acétomel en les chauffant dans une bassine d'argent; laissez refroidir, et passez à travers un blanchet.

N. B. Huit gros d'Acétomellé contiennent 1/2 gros d'Extrait.

ACÉTOMELLÉ DE SCILLE.

Prenez. { Miel blanc .... 10 livres.
Acétolature de Scille au 16ᵉ .... 5 livres.

Mettez le miel et l'Acétolature dans une bassine d'argent; chauffez et faites bouillir jusqu'à ce que le mélange soit réduit à .... 12 livres.

N. B. Huit gros d'Acétomellé représentent 16 grains environ de Scille sèche.

ACÉTOMELLÉ DE COLCHIQUE.

Prenez. { Miel blanc .... 10 livres.
Acétolature de Colchique au 8ᵉ .... 5 livres.

Mettez le Miel et l'Acétolature dans une bassine d'argent; chauffez et faites bouillir pendant le temps nécessaire pour réduire le mélange à .... 12 livres.

N. B. Huit gros d'Acétomellé représentent 32 grains environ de bulbes frais.

ACÉTOMELLÉ DE ROSES ROUGES.

Prenez. { Miel blanc .... 10 livres.
Acétolature de Roses rouges sèches, préparée au 8ᵉ .... 5 livres.

Le Miel et l'Acétolature étant mis dans un bassine d'argent, chauffez-les pour les réduire par l'ébullition à .... 12 livres.

N. B. Huit gros d'Acétomellé représentent 32 grains environ de Roses sèches.

DES ŒNOMELLÉS.

L'*OEnomel* est un Sirop œnolique dans la composition duquel le Sucre est remplacé par le Miel.

Formés d'OEnomel et de principes médicamenteux de nature extractive, les *OEnomellés* résultent de l'union directe de trois parties de Miel avec une partie d'une OEnolature.

Comme le Miel, pour constituer l'OEnomel, n'exige que le tiers de son poids de vin, et comme celui-ci ne peut être concentré sans éprouver une altération notable, on devra, pour la préparation des OEnomellés, et dans l'intention d'augmenter l'énergie de leur action, employer de préférence les OEnolatures qui résultent de l'union directe du vin avec les extraits.

ŒNOMEL.

Prenez. { Miel blanc........ 3 livres.
Vin d'Espagne........ 1 livre.

Faites fondre le miel à une douce chaleur; ajoutez-y le vin, et passez à travers un blanchet.

OENOMELLÉ *d'Extrait de Genièvre.*

Prenez. { OEnomel........ 15 onces.
Extrait d'Hydrolature de Genièvre........ 1 once.

Faites dissoudre l'Extrait dans l'OEnomel à la chaleur du bain-marie, et passez.

N. B. Une once d'OEnomellé contient 1/2 gros d'Extrait.

OENOMELLÉ *d'Extrait de Gentiane.*

Prenez. { OEnomel........ 15 onces.
Extrait d'Hydrolature de Gentiane........ 1 once.

Faites dissoudre l'Extrait dans l'excipient à la chaleur du bain-marie, et passez au blanchet.

N. B. Une once d'OEnomellé contient 1/2 gros d'Extrait.

OENOMELLÉ *d'Extrait de Salsepareille.*

Prenez. { Miel blanc........ 3 livres.
OEnolature contenant 1/8e d'Extrait de Salsepareille........ 1 livre.

Faites fondre le Miel et ajoutez-y l'OEnolature.

N. B. Une once d'OEnomellé contient 1/4 de gros d'Extrait.

OENOMELLÉ *d'Extrait de Safran.*

Prenez. { Miel blanc........ 3 livres.
OEnolature contenant 1/24e d'Extrait hydrolique de Safran........ 1 livre.

Chauffez le Miel pour le liquéfier, et ajoutez-y l'OEnolature.

N. B. Une once d'OEnomellé contient 6 grains d'Extrait.

DES MÉDICAMENS AMIDOLIQUES.

Les médicamens appelés *amidoliques* sont ceux qui doivent leur existence et leurs propriétés générales à la présence de l'Amidon, ou à celle des autres Fécules.

Les *Pâtes féculagineuses*, les *Colles* et les *Bouillies*, composent cette classe de médicamens.

Les Pâtes résultent du simple mélange des farines amilacées avec l'eau. On obtient les Colles en délayant et en faisant cuire dans le même menstrue des farines amilacées ou des fécules. Les Bouillies ne diffèrent des Colles que parce qu'elles sont sucrées, et que l'eau y est remplacée par du lait.

La dénomination particulière de chaque espèce d'amidoliques résulte de l'union du nom générique, avec le nom propre de la farine ou de la fécule dont ils sont formés.

TABLEAU

DE LA CLASSIFICATION DES AMIDOLIQUES.

AMIDOLIQUES.	PATES...............	*proprement dites.....* *médicamenteuses.....*	formées de..........	Farines amilacées. Eau ou Vinaigre.
	COLLES.............	*de Fécules*...........	formées de..........	Fécules. Eau.
		de Farines...........	formées de..........	Farines amilacées. Eau.
	BOUILLIES.........	*de Fécules*...........	formées de..........	Fécules. Sucre. Lait.
		de Farines...........	formées de..........	Farines amilacées. Sucre. Lait.

DES PATES FÉCULAGINEUSES.

Les farines amilacées étant pétries avec une quantité convenable d'eau, constituent les Pâtes féculagineuses.

Ces Pâtes sont employées en Médecine comme topiques, seules, ou après que d'autres substances médicamenteuses leur ont été associées. On divise ces Pâtes en *hydroliques* et en *acétoliques*.

Soumises à une fermentation particulière, ces Pâtes éprouvent diverses modifications qui les rendent propres à être converties en pain par l'action de la chaleur. Dans cet état, elles servent de nourriture habituelle à l'homme qui sait en modifier la nature par des degrés différens de cuisson et de fermentation, ainsi que par l'addition de plusieurs substances, telles que le lait, le sucre, les œufs et le beurre.

PATE HYDROLIQUE
de Farine de Froment.

Prenez.	Farine de Froment	12 onces	ou	3 parties.
	Eau	4 onces		1 partie.

PATE ACÉTOLIQUE
de Farine de Froment.

Prenez.	Farine de Froment	12 onces	ou	3 parties.
	Vinaigre	4 onces		1 partie.

PATE HYDROLIQUE DE FROMENT,
émétisée.

Prenez.	Pâte hydrolique de Froment	15 onces	ou	15 parties.
	Tartrate de Potasse antimonié	1 once		1 partie.

PATE ACÉTOLIQUE DE FROMENT,
cantharidée.

Prenez.	Pâte acétolique de Froment	16 onces	ou	1 once.
	Huile butyreuse de Cantharides obtenue par l'Éther	4 scrup.		6 grains.

PATE HYDROLIQUE DE FROMENT,
opiacée.

Prenez.	Pâte hydrolique de Froment	15 onces	ou	15 parties.
	Extrait mou d'Hydrolature d'Opium	1 once		1 partie.

PATE ACÉTOLIQUE DE FROMENT,
sinapisée.

Prenez.	Farines de Froment et de Moutarde mélangées à parties égales	12 onces	ou	3 parties.
	Vinaigre	4 onces		1 partie.

DES COLLES.

Les *Colles* sont formées d'Eau et de Farines amilacées ou de Fécules. On les obtient en délayant ces substances dans une quantité suffisante d'eau, et en soumettant ensuite l'espèce de *magma* qui en résulte, à l'action du calorique, en ayant soin de remuer la matière pendant tout le temps qu'elle reste sur le feu.

Les Colles constituent une substance molle, homogène dans toutes ses parties; douce au toucher, et cédant facilement à la pression. Nous proposons de donner le nom de *Féculages* aux Colles qui sont formées d'eau et de fécules, afin de les distinguer de celles qui ont les farines pour base.

Les propriétés que les Colles ont de se dessécher promptement et d'adhérer aux corps sur lesquels on les applique, les rend utiles à plusieurs arts. On les emploie en Médecine comme Topiques émolliens, parce qu'elles contiennent beaucoup d'eau, et que ce liquide y est retenu de telle sorte, que l'évaporation et le refroidissement ne s'en opèrent qu'avec lenteur, ce qui prolonge la durée de leur action médicale.

FÉCULAGE D'AMIDON.

Prenez. { Fécule *Amidon*........ 2 onces. } ou 1 partie.
Eau commune........ 18 onces. } 9 parties.

FÉCULAGE D'ARROWROOT.

Prenez. { Fécule *Arrowroot*........ 2 onces. } ou 1 partie.
Eau commune........ 22 onces. } 11 parties.

FÉCULAGE D'ARROWROOT, *cicuté*.

Prenez. { Fécule *Arrowroot*........ 2 onces. } ou 1 partie.
Hydrolature de Ciguë préparée avec 2 gros de plante sèche........ 22 onces. } 11 parties.

FÉCULAGE DARROWROOT, *belladoné*.

Prenez. { Fécule *Arrowroot*........ 2 onces. } ou 1 partie.
Hydrolature de Belladone préparée avec 12 gros de plante sèche........ 22 onces. } 11 parties.

COLLE *de Farine de Froment*.

Prenez. { Farine de Froment........ 2 onces. } ou 1 partie.
Eau commune........ 14 onces. } 7 parties.

COLLE *de Farine d'Orge*.

Prenez. { Farine d'Orge........ 2 onces. } ou 1 partie.
Eau commune........ 14 onces. } 7 parties.

DES BOUILLIES.

Les *Bouillies* se présentent sous l'apparence d'une masse blanche, opaque, molle et sans ténacité. On les obtient en délayant dans du Lait un mélange de Sucre et de Fécules ou de Farines amilacées, et en soumettant ensuite l'espèce de magma qui en résulte, à l'action d'une chaleur convenable pour opérer le gonflement de la substance amilacée, et son union avec le menstrue.

Ainsi préparées, les Bouillies constituent un aliment agréable et sain. Par l'addition de quelques substances capables d'en modifier les propriétés, on peut les rendres propres à remplir des indications médicales.

Promptes à s'altérer, on ne doit les préparer qu'au moment des besoins.

BOUILLIE D'ARROWROOT.

Prenez.
- Lait de vache .... 15 onces.
- Sucre en poudre .... 2 onces.
- Fécule *Arrowroot* .... 1 once.

BOUILLIE *de Farine de Froment.*

Prenez.
- Lait .... 20 onces.
- Sucre en poudre .... 2 onces.
- Farine de Froment .... 2 onces.

BOUILLIE D'ARROWROOT, *safranée.*

Prenez.
- Lait safrané .... 15 onces.
- Sucre en poudre .... 2 onces.
- Fécule *Arrowroot* .... 1 once.

BOUILLIE D'ARROWROOT, *vanillée.*

Prenez.
- Lait .... 15 onces.
- Sucre en poudre .... 1 once.
- Saccharure de Vanille .... 1 once.
- Fécule *Arrowroot* .... 1 once.

BOUILLIE DE FROMENT, *cinnamomée.*

Prenez.
- Lait .... 20 onces.
- Sucre en poudre .... 1 once.
- Saccharure de Cannelle .... 1 once.
- Farine de Froment .... 2 onces.

APPENDICE.

MÉDICAMENS SANS EXCIPIENT OU AVEC EXCIPIENT VARIABLE.

L'*Eau*, l'*Alcool*, l'*Éther*, le *Vinaigre*, le *Vin*, la *Bière*, les *Huiles*, les *Oléules*, les *Graisses*, les *Résines*, les *Stéarates*, le *Sucre*, le *Miel* et la *Fécule*, sont des agens ou menstrues pharmaceutiques qui servent de base ou d'excipient au plus grand nombre des médicamens galéniques, et qui ont été pris pour fondement de leur classification. Mais il est des médicamens qui n'ont pu trouver place dans ces classes formées d'après la nature des excipiens, soit parce qu'ils en sont dépourvus, soit parce que chaque espèce a son excipient particulier, et que l'existence et l'emploi du plus grand nombre ne reposent que sur une forme particulière qu'on leur donne. Ce sont ces médicamens dont il va être question. Ils forment deux séries.

La première série comprend en premier lieu quatre genres de médicamens qui tous sont dépourvus d'excipient. Ce sont : les *Espèces*, les *Poudres*, les *Pulpes* et les *Extraits*. Et en second lieu, les *Pilules* dont l'excipient est variable.

La deuxième série comprend les Topiques sous les noms de *Masticatoires*, *Cataplasmes*, *Fumigations*, *Escharotiques*, *Suppositoires*, *Bougies*, *Sparadraps* et *Sachets*.

TABLEAU DE LA CLASSIFICATION

DES MÉDICAMENS DE LA PREMIÈRE SÉRIE.

MÉDICAMENS				
sans Excipient..........	ESPÈCES.......	de Racines........ de Feuilles........ de Fleurs, etc....	purgativ., astring., sudorifiq., etc.	
	POUDRES......	simples...........	minérales. végétales. animales.	
		composées........	altérantes. purgatives.	
	TORRÉFACTS.	Racines torréfiées. Semences torréfiées.		
	PULPES.........	proprement dites.	prép. à froid, avec ou sans eau. prép. par coction, sèche ou humide.	
		factices...........	hydroliques. œnoliques...	ou Pulpes de poudres.
	EXTRAITS.....	simples........... composés.........	purgatifs, amers, astringens, etc.	
avec Excipient variable.	PILULES.......	monoïamiques. polyamiques.		

TABLEAU DE LA CLASSIFICATION

DES MÉDICAMENS DE LA SECONDE SÉRIE.

TOPIQUES.

MASTICATOIRES..	Substances masticatoires.	irritantes. aromatiques, etc.	Racines, Graines, Résines, etc.	
	Masticatoires	irritans. aromatiques, etc.	ordinairement en pâte.	
CATAPLASMES	simples composés	émolliens, irritans, maturatifs, astringens, etc.		
FUMIGATIONS	Substances fumigatoires	solides liquides gazeuses	Fumigations...	sèches. humides.
	Mélanges fumigatoires..	sous forme d'Espèces sous forme de Poudre sous forme de Trochisques.		
ESCHAROTIQUES..	Substances escharotiques	solides. liquides.		
	Escharotiques	sous forme de Pâte. sous forme de Poudre.		
SUPPOSITOIRES...	liparoliques rétinoliques stéaratiques	simples et composés	purgatifs, astringens, etc.	
BOUGIES	médicamenteuses	rétinoliques. stéaratiques. céréoliques.		
	instrumentales	droites courbes bombées	métalliques, en Caoutchouc, pleines, creuses.	
SPARADRAPS	liparoliques rétinoliques stéaratiques	à une ou à deux faces	sur toile sur taffetas sur papier	ÉCUSSONS.
SACHETS	d'Espèces de Poudres	en toile ou en taffetas	aromatiques. ammoniacaux, etc.	

DES ESPÈCES.

Les racines, les fleurs et les semences, ou d'autres substances végétales, étant mêlées entre elles, dans leur état naturel, ou après avoir été divisées en fragmens plus ou moins volumineux, portent le nom d'*Espèces.*

Destinées à être soumises collectivement à l'action plus ou moins prolongée de l'eau froide ou portée à des degrés différens de température, les substances qui composent les Espèces doivent être de même nature et d'une grosseur aussi égale que possible, afin que l'eau exerce sur chacune d'elles une action convenable, et que leur mélange puisse être fait avec exactitude. Elles doivent en outre posséder des propriétés analogues.

ESPÈCES AROMATIQUES
du Dr Morin.

Prenez.

Substance		ou
Feuilles d'Armoise-Absynthe	4 onces	1 once.
Feuilles d'Hyssope officinal	4 onces	1 once.
Feuilles d'Origan commun	4 onces	1 once.
Feuilles de Sauge officinale	4 onces	1 once.
Feuilles de Thym vulgaire	4 onces	1 once.
Sommités de Thym-Serpolet	4 onces	1 once.

Toutes ces substances doivent être sèches, incisées et exactement mêlées.

ESPÈCES ASTRINGENTES
du Dr Renaud.

Prenez.

Substance		ou
Racine de Kramère d'Amérique	4 onces	2 gros.
Racine de Renouée-Bistorte	4 onces	2 gros.
Racine de Tormentille droite	4 onces	2 gros.
Écorce de Chêne-Rouvre	2 onces	1 gros.
Écorce de Grenades	2 onces	1 gros.

Toutes ces substances doivent être sèches, coupées en fragmens et exactement mêlées.

ESPÈCES PECTORALES
du Dr Fossati.

Prenez.

Substance		ou
Racine sèche de Guimauve officinale	4 onces	4 gros.
Racine sèche de Réglisse glabre	1 once	1 gros.
Figues violettes confites	8 onces	8 gros.
Raisins de Damas confits	2 onces	2 gros.
Raisins de Corinthe confits	1 once	1 gros.

Coupez ces substances en fragmens égaux et mêlez-les.

ESPÈCES SUDORIFIQUES
du Dr Smith.

Prenez.

Substance		ou
Racine de Smilax-Salsepareille	8 onces	4 gros.
Racine de Smilax-Squine	2 onces	1 gros.
Racine de Réglisse glabre	2 onces	1 gros.
Bois de Gaïac officinal	2 onces	1 gros.
Bois de Laurier-Sassafras	2 onces	1 gros.

Les racines étant coupées en fragmens et les bois mis en copeaux, mêlez-les.

DES POUDRES.

Les corps secs et solides peuvent être réduits en parties très petites, à l'aide de divers instrumens. C'est à l'ensemble offert par la réunion ou l'amas de ces particules ramenées à une grosseur aussi égale que possible, que l'on donne le nom de *Poudre*. Ce mot est encore employé pour désigner les médicamens formés de plusieurs poudres de nature différente; ce sont les *Poudres composées*.

Comme les corps que l'on soumet à la pulvérisation n'éprouvent de modifications que dans leur état physique, les Poudres jouissent des mêmes propriétés que les substances entières; mais comme elles sont dans un état de division extrême, leur action sur l'économie animale est plus prompte.

POUDRE TEMPÉRANTE DE STAHL.

Prenez......	Sulfate de Potasse réduit en poudre	4 gros.	8 onces.
	Nitrate de Potasse pulvérisé	4 gros.	8 onces.
	Surfure rouge de Mercure porphyrisé	1 gros.	2 onces.

PROPORTION INCLUSIVE DE LA BASE MÉDICAMENTEUSE.

Dans.....	Poudre	3 grains.	6 grains.	9 grains.	18 grains.	36 gros.	1 gros.	2 gros.	3 gros.
est inclus...	Sulfure de Mercure	1/3 grain.	2/3 grain.	1 grain.	2 grains.	4 grains.	8 grains.	16 grains.	24 grains.

POUDRE OPIACÉE DE DOWER.

Prenez......	Sulfate de Potasse réduit en poudre	2 gros.	4 onces.
	Nitrate de Potasse pulvérisé	2 gros.	4 onces.
	Racine de Réglisse en poudre	1 gros.	2 onces.
	Racine d'Ipécacuanha pulvérisée	1/2 gros.	1 once.
	Opium en poudre	1/2 gros.	1 once.

PROPORTION INCLUSIVE DE L'IPÉCACUANHA ET DE L'OPIUM.

Dans.....	Poudre	1 grain.	2 grains.	3 grains.	4 grains.	6 grains.	12 grains.	24 grains.	36 grains.
sont inclus.	Opium	1/12 grain.	1/6 grain.	1/4 grain.	1/3 grain.	1/2 grain.	1 grain.	2 grains.	3 grains
	Ipécacuanha	1/12 grain.	1/6 grain.	1/4 grain.	1/3 grain.	1/2 grain.	1 grain.	2 grains.	3 grains.

POUDRE SALINE DU Dr ROUSSEAU.

Prenez......	Sulfate de Magnésie effleuri	4 gros.	8 gros.
	Nitrate de Potasse	8 grains.	16 grains.
	Tartrate de Potasse antimonié	1/2 grain.	1 grain.

PROPORTION ADDITIONNELLE DU NITRE ET DE L'ÉMÉTIQUE.

A.........	Sulfate de Magnésie	12 grains	24 grains	1 gros.	2 gros.	4 gros.	6 gros.	8 gros.	16 gros.
sont ajoutés	Nitrate de Potasse	1/3 grain.	2/3 grain.	2 grains.	4 grains.	8 grains.	12 grains.	16 grains.	32 grains.
	Tartrate de Potasse antimonié.	1/48 grain.	1/24 grain.	1/8 grains.	1/4 grain.	1/2 grain.	3/4 grain.	1 grain.	2 grains.

DES TORRÉFACTS.

Les substances végétales torréfiées forment une classe particulière de médicamens, à laquelle nous proposons de donner le nom de *Torréfacts*.

Torréfier, c'est appliquer à un corps une chaleur capable de le priver de quelque principe volatil, ou assez forte pour le roussir sans le brûler.

Une substance torréfiée est celle qui, par l'action du feu, a éprouvé dans sa composition une altération convenable pour posséder ensuite des propriétés physiques et médicinales nouvelles, sans avoir perdu entièrement les caractères et les vertus qui lui appartenaient avant la torréfaction. On torréfie des racines, des graines, certaines farines.

SUBSTANCES TORRÉFIÉES........	*Rhubarbe torréfiée.* *Racine de Chicorée torréfiée.*
	Glands torréfiés. *Café torréfié.* *Amandes torréfiées.*
	Amidon torréfié. *Farine d'Avoine torréfiée.*

DES PULPES.

Les végétaux tendres et succulens, ou leurs parties charnues telles que fruits et racines, étant pilés ou rapés dans leur état naturel, ou après une coction convenable, donnent un magma plus ou moins liquide et plus ou moins visqueux. Ce magma, principalement composé de parenchyme, de sucs, de tissu cellulaire et de matières muqueuses et extractives, étant passé à plusieurs reprises à travers un tamis de soie, et soumis à l'action de la chaleur du bain-marie, se concentre et devient pâteux. C'est ce produit que l'on nomme *Pulpe*.

Si l'on humecte les poudres végétales avec de l'eau ou avec du vin, on donne naissance à des Pulpes que nous distinguerons des premières, en les nommant *Pulpes factices*.

Par l'action de la chaleur, les Pulpes se dessèchent au lieu de se ramollir ou de se fondre comme le font les Extraits et les Gelées, avec lesquelles elles ont quelque analogie sous le rapport des propriétés physiques. Elles se délayent dans l'eau, mais ne s'y dissolvent pas. Douces au toucher, les Pulpes proprement dites ne produisent pas sur la langue l'impression désagréable que lui causent les Électuaires ou les Pulpes factices, par l'action des corps pulvérulens qu'ils contiennent.

PULPES	*proprement dites.*	*prép. à froid.*	sans intermédiaire	Pulpe de Patience. Pulpe de Carottes.
			avec intermédiaire	Pulpe de Cynorrhodons. Pulpe de Tamarind.
		prép. par coction.	sèche	Pulpe d'Abricots. Pulpe de Lis. Pulpe de Scille. Pulpe de Dattes.
			humide	Pulpe de Pruneaux.
	factices	*hydroliques*	Pulpe de Poudre de Roses	Roses rouges pulvérisées. Hydrolat de Roses.
			Pulpe de Poudre de Mauve	Feuilles de Mauve pulv. Eau commune.
		œnoliques	Pulpe de Poudre d'Absynthe	Feuill. d'Absynthe pulv. OEnolature d'Absynthe.
			Pulpe de Poudre d'Aunée	Racine d'Aunée pulvér. OEnolature d'Aunée.

DES EXTRAITS.

Tirés de substances organiques plus ou moins compliquées, à l'aide d'un dissolvant convenable, les *Extraits* offrent la réunion de divers principes médicamenteux dont l'ensemble, néanmoins, présente des propriétés générales communes au plus grand nombre.

Directement obtenus par la concentration des Sucs végétaux, des Hydrolatures, des Alcoolatures et des autres Teintures, les Extraits peuvent contenir de la gomme, du sucre, des sels, des acides et des alcalis vegétaux : des matières colorantes, tannantes et résineuses.

Par rapport à leur consistance, les Extraits sont appelés *solides, mous* ou *liquides.*

Les premiers se dessèchent de plus en plus par le contact de l'air, et finissent par pouvoir être réduits en poudre.

Les seconds ou Extraits mous, conservent la consistance pilulaire qui leur appartient. Ils se ramollissent beaucoup par l'action de la chaleur qui augmente la propriété que ces médicamens ont de s'étendre et de couler lorsqu'on les expose sur une surface plane.

Les Extraits que l'on nomme *liquides*, sont ceux qui ont attiré l'humidité de l'air. La même épithète cependant s'applique à tous les Extraits, lorsqu'ils ont été ramenés à la consistance du miel fondu.

Les Extraits sont simples ou composés, selon qu'ils sont tirés d'une ou de plusieurs substances.

Par rapport à la nature des menstrues dont on se sert pour les extraire, ils sont dits *hydroliques*, *alcooliques*, *éthéroliques* ou *acétoliques.*

Composés d'une infinité de principes immédiats encore peu connus, les Extraits jouissent de propriétés actives et variées, qui les rendent propres à remplir une infinité d'indications médicales.

EXTRAITS	*solides*	Extrait alcoolique de Ratanhia. Extrait hydrolique d'Écorce de Chêne. Extrait hydrolique de Bois de Campêche.
	mous	Extrait d'Hydrolature de Gentiane. Extrait d'Hydrolature de Saponaire. Extrait d'Hydrolature de Séné.
	liquides	Extrait de Suc de Bourrache. Extrait de Suc de Laitue. Extrait de Suc de Jusquiame.

EXTRAITS	*simples.*	DE SUCS	*de Belladone*	ATROPA BELLADONA	Feuilles.
			de Bourrache	BORRAGO OFFICINALIS	Feuilles.
			de Ciguë	CONIUM MACULATUM	Feuilles.
			de Jusquiame	HYOSCYAMUS NIGER	Feuilles.
			de Stramoine	DATURA STRAMONIUM	Feuilles.
		D'HYDROLATURES	*de Bardane*	ARCTIUM LAPPA	Racine.
			de Camomille	ANTHEMIS NOBILIS	Fleurs.
			de Gentiane	GENTIANA LUTEA	Racine.
			de Rhubarbe	RHEUM PALMATUM	Racine.
			de Réglisse	GLYCYRRHIZA GLABRA	Racine.
		D'HYDRALCOOLATURES	*de Cascarille*	CROTON CASCARILLA	Écorce.
			d'Ipécacuanha	CEPHÆLIS IPECACUANHA	Racine.
			de Ratanhia	KRAMERIA TRIANDRA	Racine.
			de Salsepareille	SMILAX SARSAPARILLA	Racine.
			de Valériane	VALERIANA OFFICINALIS	Racine.
		D'ALCOOLATURES	*de Galbanum*	BUBON GALBANUM	Gomme-Rés.
			de Garou	DAPHNE GNIDIUM	Écorce.
			de Noix vomique	STRYCHNOS NUX VOMICA	Noix.
			de Quinquina	CINCHONA CORDIFOLIA	Écorce.
			de Vanille	VANILLA AROMATICA	Siliques.
		D'ÉTHÉROLATURES	*de Cantharides*	MELOE VESICATORIUS	Anim. entier.
			de Castoréum	CASTOR FIBER	Secrét. partic.
		D'ACÉTOLATURES	*de Colchique*	COLCHICUM AUTUMNALE	Bulbes.
			de Scille	SCILLA MARITIMA	Bulbes.
	composés.	ALTÉRANS	EXTR. SUDORIF. DE SMITH	Espèces sudorifiques	*de Smith.*
		PURGATIFS	EXTR. PURGAT. D'HENDERSON.	Espèces purgatives	*d'Henderson.*

DES PILULES.

Beaucoup de substances peuvent être mêlées de manière à former une masse ou pâte ductile, et en même temps assez consistante pour pouvoir conserver la forme qu'on lui donne. Cette masse étant divisée en petites parties du poids de quelques grains chacune, se façonne en boules qui ont reçu le nom de *Pilules*.

Admettant dans leur composition des substances de toute nature, les Pilules ne peuvent, par cette raison, appartenir exclusivement à une seule classe de médicamens. Elles n'existent comme genre, que par la forme particulière qu'on leur donne.

Destinées à être prises intérieurement, la forme sphérique et le peu de volume des Pilules, permettent de les avaler avec facilité. De cette manière on évite au palais l'impression désagréable que pourraient lui causer des substances ordinairement actives, et souvent rebutantes par leur saveur ou leur odeur. C'est pour mieux assurer ces avantages, que souvent on les recouvre de feuilles métalliques.

Les Pilules sont simples ou composées, selon qu'elles sont formées d'une ou de plusieurs substances, outre l'excipient.

POUDRE GOMMEUSE DE DURAND,
pour servir à la préparation des Pilules.

Prenez.
- Sucre en poudre.......... 2 parties.
- Racine de Guimauve en poudre.......... 1 partie.
- Farine de Froment.......... 1 partie.
- Gomme arabique en poudre.......... 2 parties.

PATE GOMMEUSE DE MELNOTTE,
pour servir d'excipient aux Pilules.

Prenez.
- Sucre en poudre.......... 6 parties.
- Farine de Froment.......... 3 parties.
- Racine de Guimauve en poudre.......... 3 parties.
- Hydrolé de Gomme arabique à parties égales.......... 2 parties.

PILULES SIMPLES.

DE POUDRE DE RHUBARBE.	Poudre de Racine de Rhubarbe 4 onces. Mucilage de Gomme arabique 1 once.	Pil. de 5 grains. Rhub.. 4 grains.
DE POUDRE DE CIGUË.......	Pâte gommeuse de Melnotte. 7 gros. Poudre de Feuilles de Ciguë. 1 gros.	Pil. de 4 grains. Ciguë.. 1/2 grain.
D'EXTRAIT DE GENTIANE...	Extrait hydrolique de Gentiane 4 gros. Poudre gommeuse de Durand. 4 gros.	Pil. de 4 grains. Extrait 2 grains.
DE SULFURE D'ANTIMOINE.	Pâte gommeuse de Melnotte. 3 gros. Sulfure d'Antimoine pulv.... 1 gros.	Pil. de 4 grains. Sulfure 1 grain.

PILULES COMPOSÉES.

Pilules	Ingrédients	Doses	Proportion
PILULES aloétiques *de Fuller*....	1. Aloès	8 gros.	Aloès, 1/6e.
	2. Séné	4 gros.	
	3. Assa-fœtida	2 gros.	
	4. Galbanum	2 gros.	
	5. Myrrhe	4 gros.	
	6. Safran	1 gros.	
	7. Macis	1 gros.	
	8. Sulfate de Fer	12 gros.	
	9. Pyroléule de Succin	6 gouttes.	
	10. Sirop d'Hydrolature d'Absynthe	14 gros.	
	Total	48 gros.	

Pilules	Ingrédients	Doses	Proportion
PILULES aloétiques *de Nicolas*...	1. Aloès	8 gros.	Aloès, 1/5e.
	2. Racine de Bryone	2 gros.	
	3. Myrobolans	10 gros.	
	4. Mastic	2 gros.	
	5. Feuilles d'Azarum	2 gros.	
	6. Scammonée	2 gros.	
	7. Roses rouges	2 gros.	
	8. Castoréum	1 gros.	
	9. Safran	1 gros.	
	10. Mucilage de Gomme arabique	10 gros.	
	Total	40 gros.	

Pilules	Ingrédients	Doses	Proportion
PILULES aloétiques *de Bontius*...	1. Aloès	4 gros.	Aloès, 1/4.
	2. Camboge	4 gros.	
	3. Gomme ammoniac	4 gros.	
	4. Sirop de Gomme arabique	4 gros.	
	Total	16 gros.	

Pilules	Ingrédients	Doses	Proportion
PILULES aloétiques *de Le Mort*.	1. Aloès	12 gros.	Aloès, 1/3.
	2. Camboge	6 gros.	
	3. Gomme ammoniac	6 gros.	
	4. Scammonée	4 gros.	
	5. Sulfate de Potasse	2 gros.	
	6. Sirop de Suc de Nerprun	6 gros.	
	Total	36 gros.	

Pilules	Ingrédients	Doses	Proportion
PILULES aloétiques *de Ruffus*....	1. Aloès	8 gros.	Aloès, 1/2.
	2. Myrrhe	4 gros.	
	3. Safran	2 gros.	
	4. Vin d'Espagne	2 gros.	
	Total	16 gros.	

DES MASTICATOIRES.

Les substances masticatoires sont celles que l'on mâche entre les dents pour exciter la salivation ou parfumer la bouche.

Les *Masticatoires* sont des préparations galéniques qui jouissent des mêmes propriétés, et qui sont destinées à être employées de la même manière. On les compose en conséquence de poudres irritantes ou aromatiques, que l'on incorpore dans de la térébenthine cuite, ou auxquelles on ajoute d'autres substances à l'aide desquelles on en forme des pâtes plus ou moins solides.

SUBSTANCES MASTICATOIRES..	*irritantes*........................	Racine de Pyrèthre. Racine de Gingembre. Graine de Moutarde. Tabac, etc.
	aromatiques........................	Cannelle. Curaçao. Myrrhe. Mastic, etc.

MASTICATOIRE AROMATIQUE
de Roland.

Prenez.	Térébenthine cuite..........................	16 gros.
	Myrrhe en poudre..........................	4 gros.
	Cannelle en poudre..........................	3 gros.
	Camphre..........................	1 gros.

Liquéfiez la Térébenthine avec le Camphre à une douce chaleur, et incorporez-y les poudres.

MASTICATOIRE IRRITANT,
de Butler.

Prenez.	Mastic en poudre..........................	6 gros.
	Liquidambar..........................	3 gros.
	Racine de Pyrèthre en poudre..........................	2 gros.
	Piment annuel réduit en poudre..........................	1 gros.

Faites fondre le Mastic avec le Liquidambar, et incorporez-y les poudres.

DES CATAPLASMES.

Les *Cataplasmes* sont des topiques mous et pâteux, soit formés de pulpe, soit préparés avec des farines ou autres poudres végétales que l'on délaie avec l'eau, les hydrolatures ou autres liquides dans lesquels on les fait cuire, pour en former une sorte de bouillie épaisse.

Composés de substances mucilagineuses qui absorbent et retiennent beaucoup d'eau, les Cataplasmes sont d'ordinaire émolliens. On peut en modifier les propriétés, en y ajoutant des graisses, des huiles, des liparolés, des sels et d'autres substances plus ou moins actives.

Quelques poudres ou farines irritantes délayées à froid dans du vinaigre, dans du vin ou dans les teintures que l'on prépare avec ces menstrues, constituent encore des Cataplasmes qui sont communément nommés *Sinapismes*.

On divise les cataplasmes en simples et composés.

Préparation	Ingrédient	Quantité
CATAPLASME de Farine *de Lin*	Farine de Semences de Lin	8 onces.
	Eau commune bouillante	16 onces.
CATAPLASME de Farine *de Moutarde*	Farine de Semences de Moutarde	8 onces.
	Vinaigre blanc	8 onces.
CATAPLASME de Poudre *de Mauve*	Poudre grossière de Feuilles de Mauve	2 onces.
	Eau bouillante	8 onces.
CATAPLASME cicuté *de Williams*	Farine de Semences de Riz	2 onces.
	Poudre de Feuilles de Ciguë	2 onces.
	Eau commune bouillante	11 onces.
	Liparolé de Ciguë	1 once.
CATAPLASME maturatif *de Guichard*	Farine de Semences de Lin	2 onces.
	Fécule *Arrowroot*	2 onces.
	Eau commune	11 onces.
	Stéaraté de la mère *Tècle*	1 once.
CATAPLASME opiacé *de Smith*	Poudre de Feuilles de Mauve	2 onces.
	Farine de Semences de Lin	2 onces.
	Hydrolotif de Capsules de Pavots	12 onces.
	Extrait hydrolique d'Opium	4 scrup.
CATAPLASME saturné *de Welch*	Farine de Semences de Lin	2 onces.
	Farine de Semences de Riz	2 onces.
	Hydrolature d'Écorce de Chêne	8 onces.
	Sous-Acétate de Plomb liquide	48 gouttes.

DES FUMIGATIONS.

La *Fumigation* est l'action par laquelle on expose un corps à la fumée ou à la vapeur de quelque substance. Ce nom s'applique aussi, quoique improprement, aux fluides aériformes qui servent à la fumigation ; c'est ainsi que l'on dit : *Fumigation de Benjoin, de Sucre, de Tabac.*

Il y a deux sortes de Fumigations; la Fumigation sèche et la Fumigation humide.

Fumiger, c'est diriger ces fumigations ou gaz sur toute la surface du corps ou sur l'une de ses parties malades, à l'effet d'y apporter un changement salutaire; c'est encore les répandre dans l'air pour masquer les émanations fétides qu'il recèle, ou détruire les miasmes qui l'infectent.

Faire des Fumigations guytoniennes, c'est produire du Chlore et le répandre dans l'air.

Employer des Fumigations mazuriennes, c'est exposer une partie malade à la fumée que l'on vient de produire en brûlant les Espèces fumigatoires de *Mazurier*.

Les substances qui peuvent être réduites en vapeur à un degré de chaleur applicable à notre corps, ou transformées en fumée ou en gaz par l'action du feu, ou d'autres agens chimiques, sont appelées *fumigatoires*.

SUBSTANCES FUMIGATOIRES.

SOLIDES.	LIQUIDES.	GAZEUSES.
Soufre, Benjoin, etc.	Acide acétique, Alcool, etc.	Chlore gazeux, Gaz oxigène, etc.

ESPÈCES FUMIGATOIRES *de Mazurier.*

Prenez.	Encens	4 gros.
	Mastic	4 gros.
	Fleurs sèches de Lavande	4 gros.
	Roses rouges desséchées	4 gros.
	Bois de Sassafras	2 gros.
	Cascarille	2 gros.
	Girofles	1 gros.
	Cannelle	1 gros.

TROCHISQUES FUMIGATOIRES *de Jenkinson.*

Prenez.	Benjoin en poudre	10 gros.
	Charbon pulvérisé	24 gros.
	Nitrate de Potasse	1 gros.
	Sassafras en poudre	2 gros.
	Hydrolé de Gomme arabique à 1/4	8 gros.

DES SUPPOSITOIRES.

Les graisses solides, seules ou alliées à d'autres substances médicamenteuses, portent le nom de *Suppositoires*, lorsqu'elles ont été façonnées en cônes de la grosseur du petit doigt, ou à peu près, sur environ deux pouces de longueur. On donne encore le même nom au Savon, aux Stéaratés et à quelques Rétinoliques, après qu'ils ont été façonnés de la même manière.

Ces médicamens forment une classe spéciale, non point en vertu de leur composition, mais en considération de la forme cônique qui les caractérise. Ils sont destinés à être introduits dans le rectum et à y séjourner.

Par rapport à leur nature, les Suppositoires sont de plusieurs sortes. Les uns appartiennent aux Liparoliques, et les autres aux Rétinoliques ou aux Stéaratoliques.

SUPPOSITOIRES.

LIPAROLIQUES.	RÉTINOLIQUES.	STÉARATIQUES.
Suppositoires d'Huile de Cacao. Suppositoires de Suif de Mouton.	Supposit. de Rétinoïdé de Ciguë. Supposit. de Rétinoïdé de Belladone.	Suppositoires de Stéaraté de Mercure. Suppositoires de Stéaraté de Savon.

SUPPOSITOIRES *au Cinnabre.*

Prenez.	Huile de Cacao	20 gros.	24.
	Sulfure rouge de Mercure porphyrisé	4 gros.	

SUPPOSITOIRES *au Calomel.*

Prenez.	Huile de Cacao	18 gros.	24.
	Proto-Chlorure de Mercure divisé à la vapeur	6 gros.	

SUPPOSITOIRES *au Mercure.*

Prenez.	Huile de Cacao	12 gros.	24.
	Cire blanche	6 gros.	
	Liparolé de Mercure à parties égales	6 gros.	

SUPPOSITOIRES *à l'Extrait de Ratanhia.*

Prenez.	Huile de Cacao	16 gros.	24.
	Cire blanche	4 gros.	
	Extrait Hydrolique de Ratanhia ramené à la consistance de la mélasse	4 gros.	

SUPPOSITOIRES *à l'Extrait de Ciguë.*

Prenez.	Huile de Cacao	16 gros.	24.
	Cire blanche	4 gros.	
	Extrait de Suc de Ciguë ramené à la consistance de la mélasse	4 gros.	

DES ESCHAROTIQUES.

Une substance *escharotique* est celle qui, étant appliquée sur une partie vivante, la désorganise et y détermine la formation d'une eschare.

Les *Escharotiques* sont des médicamens mélangés qui jouissent de la même propriété, et qui sont aussi employés à cautériser la peau, à ronger les chairs exhubérantes ou baveuses et les fongosités.

Les substances escharotiques sont, ou solides comme l'oxide rouge de mercure, ou liquides comme l'acide nitrique. Les Escharotiques sont en pâte ou sous la forme de poudre.

SUBSTANCES ESCHAROTIQUES.

SOLIDES.	LIQUIDES.
Nitrate d'Argent fondu	Acide nitrique.
Proto-Chlorure d'Antimoine.	Acide sulfurique alcoolisé.
Oxide rouge de Mercure.	Nitrate d'Argent liquide.
Potasse caustique, et autres.	Deuto-Nitrate de Mercure liquide, etc.

ESCHAROTIQUE ARSENICAL ou PATE ESCHAROTIQUE *de Rousselot.*

Prenez.	Oxide blanc d'Arsenic porphyrisé	1 gros.
	Sulfure rouge de Mercure porphyrisé	4 onces.
	Sang-Dragon en poudre fine	1 gros.
	Mucilage de Gomme arabique	s. quant.

ESCHAROTIQUE ARSENICAL ou POUDRE ESCHAROTIQUE *de Gustamond.*

Prenez.	Oxide blanc d'Arsenic	2 onces.
	Sulfure d'Antimoine	4 onces.

ESCHAROTIQUE MERCURIEL ou PATE ESCHAROTIQUE *de Poulard.*

Prenez.	Deuto-Chlorure de Mercure porphyrisé	2 gros.
	Pâte d'Amidon au Mucilage de Gomme arabique	8 gros.

DES BOUGIES.

Les *Bougies* sont de petits cylindres de dix pouces de longueur, ayant une extrémité plus forte et l'autre plus ténue. On les fabrique avec des bandelettes de toile ou des fils de chanvre ou de soie réunis en faisceaux, que l'on imprègne de mélanges convenables, et que l'on façonne en les roulant sur un plan uni.

Il y a deux sortes de Bougies, les médicamenteuses et les instrumentales; les premières doivent leur consistance à des mélanges résineux, à des préparations stéaratiques, à la cire. Les secondes sont métalliques, ou formées de tissus enduits d'une huile siccative composée.

Destinées à être introduites dans le canal de l'urètre et à y séjourner pour remplir des indications médicales, les Bougies doivent être souples, flexibles et très polies. Celles dites en Caoutchouc sont de simples instrumens cathétériques dont on se sert pour dilater le canal de l'urètre, ou pour faciliter la sortie de l'urine contenue dans la vessie.

BOUGIES	*rétinoliques.*	BOUGIES *de Rétinoïdé de Ciguë*.......	Toile de Chanvre. Rétinoïdé de Ciguë.	
		BOUGIES *de Rétinoïdé de Belladone*..	Toile de Chanvre. Rétinoïdé de Belladone.	
		BOUGIES *de Rétinoïdé de Jusquiame.*	Toile de Chanvre. Rétinoïdé de Jusquiame.	
	stéaratiques.	BOUGIES *de Stéaraté de Savon*........	Toile de Chanvre. Stéaraté de Savon.	
		BOUGIES *de Stéaraté de Mercure*....	Toile de Chanvre. Stéaraté de Mercure.	
		BOUGIES *de Stéaraté de Camphre*....	Toile de Chanvre. Stéaraté de Camphre.	
	céréoliques.	BOUGIES *de Céréolé de Cinabre*.....	Toile de Chanvre. Céréolé de Cinnabre.	Cire jaune 23. Cinnabre. 1.
		BOUGIES *de Céréolé de Calomel*....	Toile de Chanvre. Céréolé de Calomel.	Cire bl... 23. Calomel.. 1.

DES SPARADRAPS.

On donne ce nom à des tissus de chanvre ou de lin, à des étoffes de soie ou à des feuilles de papier, uniformément recouverts d'une couche médicamenteuse, ou imprégnés de quelque mélange résineux ou emplastique.

Destinés à être appliqués sur la peau, les *Sparadraps* doivent être composés de manière à ce qu'ils puissent y adhérer avec facilité.

Par rapport à la nature des substances dont ils sont principalement formés, les Sparadraps se divisent en *liparoliques*, *rétinoliques* et *stéaratiques*.

Les tissus sparadrapiques sont appelés *simples* ou *doubles*, selon que l'on a étendu quelque mélange médicamenteux sur l'une de leurs surfaces ou sur les deux.

On donne le nom d'*Ecussons* à des morceaux de peau recouverts de quelque mélange médicamenteux. Ils peuvent avoir toute espèce de forme.

SPARADRAPS.....	*liparoliques*....	SPARADRAPS *de Beurre de Cacao*..........	sur toile. taffetas. papier.
		SPARADRAPS *de Liparoïde de Roland*......	
	rétinoliques...	SPARADRAPS *de Galipot*......................	
		SPARADRAPS *de Rétinoïde de Williams*...	
	stéaratiques...	SPARADRAPS *de Stéaraté de Colophone*...	
		SPARADRAPS *de Stéaraté de Galbanum*....	

TOILE SPARADRAPIQUE..........	*de Galipot*..	à 1 ou à 2 faces.
	de Beurre de Cacao............................	
TAFFETAS SPARADRAPIQUE....	*de Galipot*..	
	de Beurre de Cacao............................	
	d'Ichthyocolle..................................	
PAPIER SPARADRAPIQUE.........	*de Galipot*..	
	de Spermaceti....................................	

RÉTINOÏDE
pour le Papier sparadrapique de Duclos.

Prenez.	Galipot..	5 livres	à 1 face.
	Résine jaune..	4 livres	
	Cire jaune..	5 livres	
	Spermaceti...	2 livres	

LIPAROÏDE
pour la Toile sparadrapique de Letellier.

Prenez.	Beurre de Cacao..................................	10 onces	à 2 faces.
	Spermaceti...	5 onces	
	Huile d'Olives......................................	5 onces	
	Cire blanche..	5 onces	

DES SACHETS.

On appelle ainsi des petits sacs de toile ou de taffetas remplis d'Espèces grossièrement pulvérisées, ou de Poudres interposées entre des cardes de coton, et destinés à être mis en contact avec différentes parties du corps. On les emploie souvent comme parfums.

POUDRE AMMONIACALE
de Morand,
pour les Sachets du même nom.

Prenez.	Hydrochlorate d'Ammoniaque	1 once.
	Chlorure de Sodium décrépité	1 once.
	Éponge calcinée	1 once.

POUDRE AMMONIACALE
de Bellanger,
pour les Sachets connus sous le même nom.

Prenez.	Craie de Briançon	10 gros.
	Racine d'Iris de Florence	4 gros.
	Hydrochlorate d'Ammoniaque	1 gros.
	Chaux éteinte	1 gros.

POUDRE CAMPHRÉE
de Guichard,
pour les Sachets du même auteur.

Prenez.	Racine d'Iris de Florence	8 gros.
	Camphre	2 gros.
	Feuilles de Romarin officinal	2 gros.
	Feuilles de Dictame de Crête	2 gros.
	Fleurs de Sureau noir	1 gros.
	Fleurs de Lavande commune	1 gros.

POUDRE CAMPHRÉE
de Duchâtel,
pour les Sachets du même nom.

Prenez.	Santal citrin rapé	18 gros.
	Castoréum en poudre	2 gros.
	Musc en poudre	1 gros.
	Camphre	2 gros.
	Pyroléule de Succin	1 gros.

DE LA NÉCESSITÉ DE MODIFIER

UN GRAND NOMBRE DE FORMULES PHARMACEUTIQUES ANCIENNES.

Depuis que l'on a introduit dans toutes les sciences une précision mathématique, on a senti le besoin de revoir aussi les anciennes formules pharmaceutiques, dans le but de les mettre en harmonie avec l'état actuel de la science. Ces modifications doivent tendre à simplifier l'exposé des formules, et à rendre réguliers les rapports de quantité qui existent entre les substances dont les médicamens sont composés. Nous allons présenter diverses formules exposées d'après ces principes nouveaux, parce qu'elles nous paraissent propres à faire ressortir les avantages des changemens que nous proposons.

PRÉPARATIONS DE SALSEPAREILLE.

HYDROLATURE
de Salsepareille.

Prenez. { Eau froide .... 16 onces.
Racine de Salsepareille en poudre grossière .... 8 gros.

Versez l'eau sur la racine, et laissez macérer pendant quatre heures. Passez alors avec expression, et filtrez au papier.

HYDRALCOOLATURE
de Salsepareille.

Prenez. { Alcool hydrolisé à 20 degrés .... 16 onces.
Racine de Salsepareille convenablement préparée .... 16 gros.

Versez le menstrue sur la racine, et laissez macérer pendant quinze jours. Décantez alors et filtrez au papier.

EXTRAIT ALCOOLIQUE
de Salsepareille.

Prenez. { Alcoool hydrolisé à 20 degrés .... 16 livres.
Racine de Salsepareille convenablement préparée .... 2 livres.

Faites macérer la racine dans l'alcool hydrolisé pendant quinze jours; décantez alors et filtrez au papier. Distillez ensuite cette teinture pour retirer l'alcool, et concentrez le liquide resté dans le bain-marie, pour obtenir un extrait mou dont la quantité est ordinairement de .... 4 onces.

N. B. On ne doit jamais préparer une plus grande quantité d'Extrait à la fois.

HYDROLÉ
d'Extrait de Salsepareille.

Prenez. { Eau pure .... 1 livre.
Extrait alcoolique de Salsepareille .... 1 gros.

Dissolvez l'Extrait dans l'eau, et filtrez ensuite au papier si c'est nécessaire.

N. B. 16 onces de cet Hydrolé représentent 8 gros de Salsepareille.

ALCOOLÉ
d'Extrait de Salsepareille.

Prenez. { Alcool hydrolisé à 20 degrés .... 14 onces.
Extrait alcoolique de Salsepareille .... 2 onces.

Dissolvez l'extrait dans le menstrue, et filtrez au papier si c'est nécessaire.

N. B. Une once de cet Alcoolé représente une once de Salsepareille.

OENOLÉ
d'Extrait de Salsepareille.

Prenez.	Vin de Malaga	15 onces.
	Extrait alcoolique de Salsepareille	1 once.
	Total	16 onces.

Faites dissoudre l'Extrait dans le vin, et filtrez ensuite au papier.

N. B. Une once de cet OEnolé représente 4 gros de Salsepareille.

SIROP HYDROLIQUE
d'Extrait de Salsepareille.

Prenez.	Extrait alcoolique de Salsepareille	1 livre.
	Eau commune	8 livres.
	Sucre blanc	15 livres.
	Total	24 livres.

Mettez l'eau et l'extrait dans une bassine, et exposez-les à une douce chaleur pour faciliter la solution de l'extrait. Ajoutez-y alors le sucre, et continuez de chauffer jusqu'à ce qu'il soit entièrement dissous. Lorsque le Sirop sera froid, passez-le au travers d'une étamine.

N. B. Une once de ce Sirop contient un scrupule d'Extrait, et représente 8 scrupules de Salsepareille.

EXTRAIT DE SALSEPAREILLE OENOLISÉ,
vulgairement nommé Tisane portative de Salsepareille.

Prenez.	Vin de Malaga	3 livres.
	Extrait alcoolique de Salsepareille	1 livre.
	Total	4 livres.

Dissolvez l'extrait dans le vin, et filtrez ensuite au papier.

N. B. Une once d'Extrait œnolisé représente deux onces de Salsepareille.

Pour préparer la Tisane,

Prenez.	Eau commune	4 verres.
	Extrait de Salsepareille œnolisé	2 cuiller.

N. B. Un verre de cette Tisane, c'est-à-dire 4 onces, représente 1/2 once de Salsepareille.

ESPÈCES SUDORIFIQUES DU DOCTEUR SMITH.

Prenez.	Salsepareille	8 gros.
	Squine	2 gros.
	Réglisse	2 gros.
	Gaïac	2 gros.
	Sassafras	2 gros.
	Total	16 gros.

Coupez, incisez, ou rapez chaque substance, et mêlez-les exactement.

EXTRAIT SUDORIFIQUE DU DOCTEUR SMITH.

Prenez.	Alcool hydrolisé à 20 degrés	16 livres.
	Espèces sudorifiques du Dr Smith	2 livres.

Préparez cet extrait de la même manière que celui de Salsepareille.

OENOLÉ SUDORIFIQUE DU DOCTEUR SMITH,
vulgairement nommé Rob sudorifique, ou Essence concentrée de Salsepareille.

Prenez.	Vin généreux	7 livres.
	Extrait sudorifique du Dr Smith	1 livre.
	Total	8 livres.
	Oléule de Sassafras	64 gouttes.

Agitez l'oléule avec le vin, et dissolvez-y l'extrait; laissez déposer, décantez et filtrez.

N. B. Une once contient 1 gros d'Extrait, et 1/2 goutte d'Oléule.
Une once représente huit gros d'espèces sudorifiques, et 1 cuillerée en représente 4 gros.

PRÉPARATIONS DE CAÏNCA.

HYDROLATURE *de Caïnca.*

Prenez. { Eau bouillante .... 16 onces.
Racine de Caïnca réduite en poudre .... 4 scrup.

Mettez la poudre dans un vase de faïence; versez l'eau par dessus, et laissez infuser pendant 4 heures, en ayant soin d'agiter le vase de temps en temps. Filtrez ensuite au papier.

N. B. La dose est de 4 verres par jour.

OENOLATURE *de Caïnca.*

Prenez. { Vin de Malaga .... 16 onces.
Racine de Caïnca en poudre .... 8 gros.

Pesez le vin dans un flacon, ajoutez-y la poudre, et laissez macérer pendant six jours, en ayant soin d'agiter le vase de temps en temps. Filtrez ensuite au papier.

N. B. La dose est de 4 cuillerées à bouche par jour.

ALCOOLATURE *de Caïnca.*

Prenez. { Alcool hydrolisé à 20 degrés .... 16 onces.
Racine de Caïnca en poudre .... 16 gros.

Pesez l'alcool dans un flacon, ajoutez-y la poudre, et laissez macérer pendant six jours, en ayant soin d'agiter le vase de temps en temps. Filtrez ensuite au papier.

N. B. La dose est de huit gros par jour.

ALCOOLATURE DE CAÏNCA *ammoniatée.*

Prenez. { Hydralcoolé d'Ammoniaque liquide au 6e .... 16 onces.
Racine de Caïnca en poudre .... 32 gros.

Faites macérer la poudre dans le menstrue en vase clos, pendant six jours, en ayant soin d'agiter le mélange de temps en temps. Filtrez ensuite au papier.

N. B. La dose est de 4 scrupules par jour.

EXTRAIT ALCOOLIQUE *de Caïnca.*

Prenez. { Alcool hydrolisé à 20 degrés .... 6 livres.
Racine de Caïnca en poudre grossière .... 12 onces.

Faites une teinture, et après l'avoir filtrée, distillez-la pour retirer toute la partie spiritueuse. Versez alors dans un poëlon le liquide resté dans le bain-marie, et concentrez-le à une douce chaleur jusqu'en consistance d'extrait solide.

La quantité que l'on obtient est ordinairement de .... 2 onces.

N. B. La dose est de douze grains par jour. Cette quantité représente un gros de racine.

ALCOOLÉ *d'Extrait de Caïnca.*

Prenez. { Alcool hydrolisé à 20 degrés .... 11 onces.
Extrait alcoolique de Caïnca .... 1 once.

Faites dissoudre l'extrait dans le menstrue et filtrez au papier. Total .... 12 onces.

N. B. La dose est de deux gros par jour. Huit gros représentent quatre gros de racine.

SACCHARURE *d'Extrait de Caïnca.*

Prenez. { Sucre blanc cassé en morceaux .... 23 onces.
Alcoolé d'Extrait de Caïnca au quart .... 4 onces.

Produit .... 24 onces.

Versez l'Alcoolé sur le sucre, et faites sécher le mélange à l'air libre ou à la chaleur d'une étuve.

N. B. Une once contient 1 scrupule d'extrait qui représente deux gros de résine. La dose est de quatre gros par jour.

SIROP HYDROLIQUE
d'Extrait de Caïnca.

Prenez. { Sirop hydrolique simple........................ 16 onces.
Alcoolé d'Extrait de Caïnca........................ 4 onces.

Mêlez et faites bouillir pour réduire à........................ 16 onces.

N. B. Une once contient 12 grains d'extrait qui représentent un gros de racine. La dose est de 8 gros par jour.

SIROP OENOLIQUE
d'Extrait de Caïnca.

Prenez. { Saccharure d'Extrait de Caïnca........................ 15 onces.
Vin de Malaga........................ 9 onces.

Faites dissoudre le Saccharure dans le vin, à la chaleur du bain-marie; retirez du feu, laissez refroidir et filtrez au papier.

N. B. Huit gros contiennent 16 grains d'extrait environ, qui représentent assez exactement quatre scrupules de Caïnca. La dose est de 6 gros par jour.

PRÉPARATIONS D'IODE.

HYDROLÉS
d'Iodure de Potassium ioduré,
pour composer les bains d'Iode.

HYDROLÉS......	N° 1. IODE. 1. SCRUPULE.	IODURE. 2. SCRUPULES.	TOTAL 1 GROS.		Eau distillée. 24 onces.
	N° 2. IODE. 2. SCRUPULES.	IODURE. 4. SCRUPULES.	TOTAL 2 GROS.		
	N° 3. IODE. 3. SCRUPULES.	IODURE. 6. SCRUPULES.	TOTAL 3 GROS.		
	N° 4. IODE. 4. SCRUPULES.	IODURE. 8. SCRUPULES.	TOTAL 4 GROS.		
	N° 5. IODE. 5. SCRUPULES.	IODURE. 10. SCRUPULES.	TOTAL 5 GROS.		
	N° 6. IODE. 6. SCRUPULES.	IODURE. 12. SCRUPULES.	TOTAL 6 GROS.		
	N° 7. IODE. 7. SCRUPULES.	IODURE. 14. SCRUPULES.	TOTAL 7 GROS.		
	N° 8. IODE. 8. SCRUPULES.	IODURE. 16. SCRUPULES.	TOTAL 8 GROS.		

N. B. Pour composer un Bain d'Iode, il suffit de verser vingt-quatre onces de l'une de ces Solutions iodurées dans l'eau d'un Bain ordinaire, c'est-à-dire 240 litres.

TABLEAU
des quantités d'Iode et d'Iodure de Potassium
contenues dans les Bains iodurés par litre de liquide.

BAINS............	N° 1. IODE. 0,10 DE GRAIN.	IODURE........... 0,20.	TOTAL... 0,30.	Ces proportions résultent du mélange de 24 onces de solution iodurée avec l'eau d'un bain ordinaire, c'est-à-dire 240 litres.
	N° 2. IODE. 0,20 DE GRAIN.	IODURE........... 0,40.	TOTAL... 0,60.	
	N° 3. IODE. 0,30 DE GRAIN.	IODURE........... 0,60.	TOTAL... 0,90.	
	N° 4. IODE. 0,40 DE GRAIN.	IODURE........... 0,80.	TOTAL... 1,20.	
	N° 5. IODE. 0,50 DE GRAIN.	IODURE........... 1,00.	TOTAL... 1,50.	
	N° 6. IODE. 0,60 DE GRAIN.	IODURE........... 1,20.	TOTAL... 1,80.	
	N° 7. IODE. 0,70 DE GRAIN.	IODURE........... 1,40.	TOTAL... 2,10.	
	N° 8. IODE. 0,80 DE GRAIN.	IODURE........... 1,60.	TOTAL... 2,40.	

LES HYDROLÉS	Nos 1 et 2 conviennent aux enfans de........................	4 à 8 ans.
	Nos 3 et 4, aux enfans de........................	8 à 12 ans.
	Nos 5 et 6, aux adolescens de........................	12 à 20 ans.
	Nos 7 et 8, aux adultes de........................	20 à 40 ans.

DES MÉDICAMENS COMPOSÉS,

ou Médicamens polyamiques.

Un médicament composé est celui qui participe des propriétés de plusieurs substances, outre l'excipient.

Nous allons présenter quelques formules de ces sortes de médicamens, afin de démontrer que la méthode de formuler que nous avons adoptée peut leur être appliquée, comme à ceux qui sont simples, et qu'il en résulte les mêmes avantages.

SIROP SUDORIFIQUE DE CUISINIER.

Prenez.	Extrait alcoolique de Salsepareille	1 livre.
	Sirop hydrolique simple	8 livres.
	Hydromel	7 livres.
	Total	16 livres.
	Hydrolature spéciale	8 livres.

Mêlez le tout dans une bassine, et faites bouillir pour concentrer le mélange de manière à obtenir un Sirop dont la quantité sera d'environ .... 16 livres.

SIROP

UNE LIVRE, *représente :*		UNE ONCE, *représente :*		UNE CUILLERÉE, *représente :*	
Salsepareille	8 onces.	Salsepareille	4 gros.	Salsepareille	2 gros.
Séné	2 gros.	Séné	8 grains.	Séné	4 grains.
Fleurs de Bourrache	2 gros.	Fleurs de Bourrache	8 grains.	Fleurs de Bourrache	4 grains.
Roses pâles	2 gros.	Roses pâles	8 grains.	Roses pâles	4 grains.
Anis	2 gros.	Anis	8 grains.	Anis	4 grains.

HYDROLATURE

pour servir à la préparation du Sirop sudorifique de Cuisinier.

Prenez.	Feuilles de Séné	6 onces.
	Fleurs de Bourrache	6 onces.
	Roses pâles	6 onces.
	Semences d'Anis	6 onces.
	Total	24 onces.
	Eau bouillante	12 livres.

Faites infuser les espèces ci-dessus dans l'eau, pendant 12 heures; passez ensuite avec expression, et filtrez au papier. Vous obtiendrez Hydrolature .... 8 livres.

SIROP SUDORIFIQUE DE LOBÉLIUS.

Prenez.	Hydrolature spéciale	64 livres.		
	Sirop hydrolique simple	18 livres.	26 livres.	32 livres.
	Hydromel	8 livres.		
Mêlez et rapprochez par l'évaporation de manière à obtenir un sirop. Alors,				
Prenez.	Hydrolat spécial	2 livres.	6 livres.	
	Sucre blanc	4 livres.		

Faites dissoudre le Sucre dans l'Hydrolat, à la chaleur du bain-marie, et mêlez au premier Sirop.

SIROP

UNE LIVRE, *représente :*		UNE ONCE, *représente :*		UNE CUILLERÉE, *représente :*	
Substances diverses	2 onces.	Substances diverses	1 gros.	Substances diverses	1/2 gros.
Erysimum	8 onces.	Erysimum	4 gros.	Erysimum	2 gros.

HYDROLAT ET HYDROLATURE

pour servir à la préparation du Sirop sudorifique de Lobélius.

Prenez.	Orge mondé	16 onces.	16 gros.
	Raisins secs	8 onces.	8 gros.
	Racine sèche de Réglisse	16 onces.	16 gros.
	Racine sèche d'Aunée	32 onces.	32 gros.
	Feuilles sèches de Bourrache	16 onces.	16 gros.
	Feuilles sèches de Chicorée	16 onces.	16 gros.
	Capillaire du Canada	8 onces.	8 gros.
	Feuilles sèches de Romarin	4 onces.	4 gros.
	Fleurs sèches de Stœchas	4 onces.	4 gros.
	Semences d'Anis	8 onces.	8 gros.
	Total	8 livres.	16 onces.
	Feuilles récentes d'Erysimum, préalablement pilées	32 livres.	4 livres.
	Eau commune	128 livres.	16 livres.

Toutes ces substances étant convenablement préparées et disposées,

Distillez selon l'art pour retirer Hydrolat	4 livres.	8 onces.

Retirez la cucurbite du feu, laissez refroidir, et passez avec expression. Clarifiez ensuite avec du blanc d'œuf l'Hydrolature que vous aurez obtenue, et passez-la.

OENOLATURE OPIACÉE
de Sydenham.

Prenez.	OEnolature de Safran au 16e	15 onces.	90 parties.
	Extrait hydrolique d'Opium	1 once.	6 parties.
	Total	16 onces.	96 parties.
	Cannelle en poudre	4 scrup.	1 partie.
	Girofles pulvérisés	4 scrup.	1 partie.

Préparez selon l'art.

N. B. Cette teinture contient 1/16e d'Extrait d'Opium, ou 1/2 gros par once.

POUDRE ASTRINGENTE
de Fracastor.

Prenez	1. Bol d'Arménie	8 onces.	ou	8 scrup.	8 parties.
	2. Feuilles de Scordium	4 onces.		4 scrup.	4 parties.
	3. Roses rouges	4 onces.		4 scrup.	4 parties.
	4. Cannelle	4 onces.		4 scrup.	4 parties.
	5. Racine de Bistorte	4 onces.		4 scrup.	4 parties.
	6. Racine de Gentiane	2 onces.		2 scrup.	2 parties.
	7. Feuilles de Dictame	2 onces.		2 scrup.	2 parties.
	8. Gomme arabique	2 onces.		2 scrup.	2 parties.
	9. Styrax calamith	2 onces.		2 scrup.	2 parties.
	10. Galbanum	2 onces.		2 scrup.	2 parties.
	11. Racine de Gingembre	1 once.		1 scrup.	1 partie.
	12. Poivre long	1 once.		1 scrup.	1 partie.
	Total.	36 onces.	ou	12 gros.	36 parties.

ÉLECTUAIRE ASTRINGENT
de Fracastor,
ou Electuaire Diascordium.

Prenez	1. Poudre astringente de *Fracastor*	12 onces.	ou	12 gros.	18 grains.
	2. Hydromellé de Roses rouges	32 onces.		32 gros.	48 grains.
	3. Vin de Malaga	4 onces.		4 gros.	6 grains.
	Total.	48 onces.	ou	48 gros.	1 gros.
	4. Extrait hydrolique d'Opium	8 scrup.		24 grains.	1/2 grain.

OENOLATURE SCILLITIQUE
de Fuller.

Prenez	1. Écorce de Sureau	8 gros.	ou	4 gros.	1 partie.
	2. Écorce de Winter	8 gros.		4 gros.	1 partie.
	3. Squammes desséchées de Scille	8 gros.		4 gros.	1 partie.
	4. Racine sèche d'Aunée	4 gros.		2 gros.	1 partie.
	5. Racine d'Iris de Florence	1 gros.		1/2 gros.	
	6. Racine sèche d'Hellébore noir	1 gros.		1/2 gros.	
	7. Racine de Jalap	1 gros.		1/2 gros.	
	8. Agaric blanc	1/2 gros.		1/4 gros.	
	9. Séné mondé	1/2 gros.		1/4 gros.	
	Total.	32 gros.	ou	16 gros.	4 parties.
	10. Vin de Châblis	32 onces.		16 onces.	32 parties.
Œnolature ci-dessus		16 onces.	ou	1 once.	4 gros.
Représentent.	1. Scille sèche	4 gros.	ou	18 grains.	9 grains.
	2. Écorce de Winter	4 gros.		18 grains.	9 grains.
	3. Écorce de Sureau	4 gros.		18 grains.	9 grains.
	4. Autres substances	4 gros.		18 grains.	9 grains.

POUDRE ASTRINGENTE
de Hunter.

Prenez.	1. Racine de Bistorte	2 grains	4 grains	8 grains	16 grains	8 scrup.	32 onces.	2 parties.
	2. Racine de Tormentille	2 grains	4 grains	8 grains	16 grains	8 scrup.	32 onces.	
	3. Écorce de Grenades	1/2 grain	1 grain	2 grains	4 grains	2 scrup.	8 onces.	1 partie.
	4. Écorce de Quinquina	1/4 grain	1/2 grain	1 grain	2 grains	1 scrup.	4 onces.	
	5. Bol d'Arménie	1/4 grain	1/2 grain	1 grain	2 grains	1 scrup.	4 onces.	
	6. Terre sigillée	1/4 grain	1/2 grain	1 grain	2 grains	1 scrup.	4 onces.	
	7. Corail rouge	1/4 grain	1/2 grain	1 grain	2 grains	1 scrup.	4 onces.	
	8. Cachou	1/8 grain	1/4 grain	1/2 grain	1 grain	1/2 scrup.	2 onces.	
	9. Extrait de Ratanhia	1/8 grain	1/4 grain	1/2 grain	1 grain	1/2 scrup.	2 onces.	
	10. Sang-Dragon	1/8 grain	1/4 grain	1/2 grain	1 grain	1/2 scrup.	2 onces.	
	11. Mastic	1/16 grain	1/8 grain	1/4 grain	1/2 grain	1/4 scrup.	1 once.	
	12. Opium	1/16 grain	1/8 grain	1/4 grain	1/2 grain	1/4 scrup.	1 once.	
	Total	6 grains	12 grains	24 grains	48 grains	1 once.	96 onces.	3 parties.

POUDRE STOMACHIQUE
de Cambon.

Prenez.	1. Cannelle	1 grain	2 grains	4 grains	12 grains	24 grains	4 onces.	2 parties.
	2. Girofles	1/2 grain	1 grain	2 grains	6 grains	12 grains	2 onces.	
	3. Macis	1/2 grain	1 grain	2 grains	6 grains	12 grains	2 onces.	
	4. Sassafras	1/2 grain	1 grain	2 grains	6 grains	12 grains	2 onces.	1 partie.
	5. Gingembre	1/4 grain	1/2 grain	1 grain	3 grains	6 grains	1 once.	
	6. Galanga	1/4 grain	1/2 grain	1 grain	3 grains	6 grains	1 once.	
	Total	3 grains	6 grains	12 grains	36 grains	1 gros	12 onces.	3 parties.

SACCHAROLÉ AROMATIQUE
du Dr Rousseau.

Prenez.	1. Racines de Gingembre	16 gros	4 onces.	1 partie.
	2. .... de Galanga	8 gros		
	3. .... de Curcuma	4 gros		
	4. .... de Rhubarbe	4 gros		
	5. Écorce de Quinquina	8 gros	2 onces.	
	6. .... de Winter	4 gros		
	7. .... de Cannelle	2 gros		
	8. .... de Cascarille	2 gros		
	9. Semences de Coriandre	8 gros	2 onces.	
	10. .... de Cardamome	4 gros		
	11. .... d'Anis	2 gros		
	12. .... de Cumin	2 gros		
	13. Saccharure de Vanille	6 onces	24 onces.	3 parties.
	14. .... de Girofles	6 onces		
	15. .... de Macis	6 onces		
	16. .... de Myrrhe	6 onces		
	Total	32 onces	32 onces.	4 parties.

ÉLÆOLÉ SULFUREUX
du Docteur Jadelot.

Prenez.	Huile d'Olive	5 livres ou 10 onces.	5 gros.	5 parties.
	Savon en poudre	2 livres ou 4 onces.	2 gros.	2 parties.
	Hydrolé de Sulfure de Potasse à parties égales	1 livre ou 2 onces.	1 gros.	1 partie.
	Total	8 livres ou 16 onces.	8 gros.	8 parties.

Mettez le Savon dans un mortier de verre; délayez-le avec l'Hydrolé pour en former une pâte, et ajoutez-y l'huile peu à peu.

ALCOOLAT AROMATIQUE
de Sylvius.

Prenez.	Zeste de Citrons récens	8 onces ou 4 onces.	8 gros.	1 partie.
	Zeste d'Oranges récentes	8 onces ou 4 onces.	8 gros.	
	Vanille	4 onces ou 2 onces.	4 gros.	1 partie.
	Coriandre	4 onces ou 2 onces.	4 gros.	
	Macis	4 onces ou 2 onces.	4 gros.	
	Cannelle	2 onces ou 1 once.	2 gros.	
	Girofles	2 onces ou 1 once.	2 gros.	
	Total	32 onces ou 16 onces.	32 gros.	2 parties.
	Alcool hydrolisé à 15 degrés	16 marcs ou 8 marcs.	16 onces.	8 parties.
Distillez selon l'art pour retirer d'Alcoolat		8 marcs ou 4 marcs.	8 onces.	4 parties.

Alcoolat		4 onces ou 2 onces.	1 once.	2 parties.
Représentent..	Zeste de Citrons	4 onces ou 2 gros.	1 gros.	1 partie.
	Zeste d'Oranges	4 gros ou 2 gros.	1 gros.	
	Vanille	2 gros ou 1 gros.	1/2 gros.	
	Coriandre	2 gros ou 1 gros.	1/2 gros.	
	Macis	2 gros ou 1 gros.	1/2 gros.	
	Cannelle	1 gros ou 1/2 gros.	1/4 gros.	
	Girofles	1 gros ou 1/2 gros.	1/4 gros.	
	Total	16 gros ou 8 gros.	4 gros.	1 partie.

ALCOOLAT AROMATIQUE DE SYLVIUS,
ammoniaté.

(*Esprit volatil aromatique huileux de Sylvius.*)

Prenez.	Alcoolat aromatique de Sylvius	8 onces ou 8 gros.	16 scrup.	8 parties.
	Alcool hydrolisé à 12 degrés	7 onces ou 7 gros.	14 scrup.	7 parties.
	Sous-Carbonate d'Ammoniaque	1 once ou 1 gros.	2 scrup.	1 partie.
	Total	16 onces ou 16 gros.	16 scrup.	16 parties.

Faites dissoudre le Sous-Carbonate d'Ammoniaque dans l'Alcool hydrolisé. filtrez, et mêlez avec l'Alcoolat aromatique.

ALCOOLAT CARMINATIF
de Sylvius.

Prenez.	1°.	Feuilles sèches de Basilic	9 onces	ou	18 gros.	9 onces.
		Feuilles sèches de Marjolaine	9 onces	ou	18 gros.	
		Feuilles sèches de Romarin	9 onces	ou	18 gros.	
		Feuilles sèches de Rue	9 onces	ou	18 gros.	
	2°.	Semences d'Angélique	3 onces	ou	6 gros.	3 onces.
		Semences d'Anis	3 onces	ou	6 gros.	
		Semences de Livêche	3 onces	ou	6 gros.	
		Baies de Laurier	3 onces	ou	6 gros.	
	3°.	Racine sèche d'Angélique	3 onces	ou	6 gros.	2 onces.
		Racine sèche de Galanga	3 onces	ou	6 gros.	
		Racine sèche de Gingembre	1 once	ou	2 gros.	
		Racine sèche d'Impératoire	1 once	ou	2 gros.	
	4°.	Cannelle	3 onces	ou	6 gros.	2 onces.
		Muscades	3 onces	ou	6 gros.	
		Girofles	1 once	ou	2 gros.	
		Zeste d'Oranges récentes	1 once	ou	2 gros.	
		Total	64 onces	ou	16 onces.	1 livre.
	5°.	Alcool rectifié à 35 degrés	16 livres	ou	64 onces.	5 livres.
		Eau commune	4 livres	ou	16 onces.	
Disposez ces substances selon l'art, et distillez au bain-marie après 24 heures de macération pour retirer alcoolat			16 livres	ou	64 onces.	4 livres.
Alcoolat carminatif ci-dessus			16 onces	ou	1 once.	4 gros.
Représente ingrédiens divers			32 gros	ou	2 gros.	1 gros.

PILULES OPIACÉES DE LEGENDRE,
ou Pilules de Cynoglosse composées.

Prenez.	1. Extrait hydrolique d'Opium	2 onces	ou	1 grain.	½ grain.
	2. Poudre d'Écorce de Racine de Cynoglosse	2 onces	ou	1 grain.	½ grain.
	3. Poudre de Semences de Jusquiame	2 onces	ou	1 grain.	½ grain.
	4. Poudre de Myrrhe	2 onces	ou	1 grain.	½ grain.
	5. Poudre d'Oliban	2 onces	ou	1 grain.	½ grain.
	6. Poudre de Safran	1 once	ou	½ grain.	¼ grain.
	7. Poudre de Castoréum	1 once	ou	½ grain.	¼ grain.
	Total	12 onces	ou	6 grains.	3 grains.
	8. Sirop hydrolaturique de Cynoglosse	4 onces	ou	2 grains.	1 grain.
	Total	16 onces	ou	8 grains.	4 grains.
Chaque Pilule de		4 grains	ou	2 grains.	1 grain.
Contient extrait d'Opium		½ grain	ou	¼ grain.	⅛ grain.

HYDRALCOOLATURE SULFURIQUE
de Mynsicht.

Prenez.	1°.	Racine d'Acore odorant	8 gros	ou	2 gros.
		Racine de Galanga	8 gros		2 gros.
		Feuilles d'Absynthe	4 gros		1 gros.
		Feuilles de Menthe crépue	4 gros		1 gros.
		Feuilles de Sauge	4 gros		1 gros.
		Fleurs de Camomille	4 gros		1 gros.
		Girofles	4 gros		1 gros.
		Muscades	4 gros		1 gros.
		Cannelle	2 gros		½ gros.
		Cubèbes	2 gros		½ gros.
		Gingembre	2 gros		½ gros.
		Bois d'Aloès	1 gros		¼ gros.
		Zeste de Citrons récens	1 gros		¼ gros.
		Total	48 gros	ou	12 gros.
	2°.	Hydralcool	24 onces	ou	6 onces.
		Sucre	4 onces		1 once.
		Acide sulfurique	4 onces		1 once.
		Total	32 onces	ou	8 onces.

Dans Hydralcoolature ci-dessus		1 once	ou	8 parties.
Sont inclus.	Acide	1 gros	ou	1 partie.
	Sucre	1 gros		1 partie.

Toutes les substances solides doivent être sèches et grossièrement pulvérisées, le zeste de Citrons excepté.

LIPAROLÉ ASTRINGENT DE FERNEL,
simplifié.

Prenez.	1. Galles de Chêne	1 once	ou	1 scrup.
	2. Noix de Cyprès	1 once		1 scrup.
	3. Baíes de Myrthe	1 once		1 scrup.
	4. Écorce de Grenades	1 once		1 scrup.
	5. Fleurs de Sumach	1 once		1 scrup.
	6. Mastic	1 once		1 scrup.
	Total	6 onces	ou	2 gros.
	7. Liparolé de Roses pâles	18 onces	ou	6 gros.
	Total	24 onces	ou	8 gros.

Liquéfiez l'excipient, et incorporez-y les autres substances préalablement pulvérisées.

ABRÉGÉ DE LA SYNONYMIE

DES MÉDICAMENS COMPOSÉS.

NOMS *adoptés dans cet ouvrage.*	NOMS TIRÉS DES OUVRAGES DES AUTEURS CITÉS, *ou formés d'après les principes de leurs nomenclatures.*	
ALCOOLAT....... aromatique *de Garus*.......	Alcoolat de Safran composé..................	Pharmacopée légale.
	Alcoolat aromatique de Garus...............	MM. Henry et Guib.
	Alcoolat des aromates, blanc................	M. Chéreau.
ALCOOLAT...... carminatif *de Sylvius*......	Alcoolat appelé Carminatif de Sylvius......	Pharmacopée légale.
	Alcoolat aromatique de Sylvius.............	MM. H. et Guibourt.
	Alcoolat des aromates, blanc................	M. Chéreau.
ALCOOLATURE. sulfurique *de Mynsicht*...	Teinture aromatique avec l'acide sulfur...	Pharmacopée légale.
	Alcoolé sulfurique aromatique..............	MM. Henry et Guib.
	Alcoolé de Calament avec l'acide sulfur...	M. Chéreau.
ÉLECTUAIRE.... astringent *de Fracastor*..	Électuaire opiacé astringent................	Pharmacopée légale.
	Électuaire opiacé astringent.................	MM. H. et Guibourt.
	Saccharidé de Scordium opiacé.............	M. Chéreau.
ÉLECTUAIRE.... opiacé...... *d'Andromaque*	Électuaire opiacé polypharmaque.........	Pharmacopée légale.
	Électuaire opiacé polypharmaque..........	MM. Henry et Guib.
	Saccharidé d'Opium septantoïamique.....	M. Chéreau.
ÉLECTUAIRE.... pectoral... *de Tronchin*...	Électuaire de Casse et de Manne comp...	Pharmacopée légale.
	Électuaire de Casse et de Manne comp...	MM. H. et Guibourt.
	Saccharidé mou de Casse polyamique.....	M. Chéreau.
ÉLECTUAIRE.... safrané..... *de Desportes*..	Électuaire de Safran composé..............	Pharmacopée légale.
	Électuaire absorbant aromatique............	MM. Henry et Guib.
	Saccharidé mou de Safran....................	M. Chéreau.
ÉLÆOLÉ......... mercuriel *du Dr Jadelot*..	Liniment mercuriel savonneux du Dr Jad.	Pharmacopée légale.
	Élæolé savonneux mercuriel..................	MM. H. et Guibourt.
	Oléolite mercuriel savonneux...............	M. Chéreau.
ÉLÆOLÉ......... sulfureux.. *du Dr Jadelot*..	Liniment hydro-sulfuré savonn. du Dr Jad.	Pharmacopée légale.
	Élæolé savonneux sulfureux..................	MM. Henry et Guib.
	Oléolite hydro-sulfuré savonneux..........	M. Chéreau.

NOMS *adoptés dans cet ouvrage.*	NOMS TIRÉS DES OUVRAGES DES AUTEURS CITÉS, *ou formés d'après les principes de leurs nomenclatures.*	
ESPÈCES......... antilaiteuses *du Dr Weiss*...	Espèces anti-laiteuses de Weiss.............	Pharmacopée légale.
	Espèces anti-laiteuses de Weiss.............	MM. Henry et Guib.
	Spéciolés des anti-laiteux.....................	M. Chéreau.
ESPÈCES......... pectorales. *du Dr Fossati*..	Espèces pectorales du Dr Fossati............	Pharmacopée légale.
	Espèces pectorales du Dr Fossati............	MM. H. et Guibourt.
	Spéciolés des fruits pectoraux...............	M. Chéreau.
ESPÈCES......... sudorifiques *du Dr Smith*....	Espèces sudorifiques dites de Smith........	Pharmacopée légale.
	Espèces sudorifiques du Dr Smith..........	MM. Henry et Guib.
	Spéciolés des sudorifiques....................	M. Chéreau.
ESPÈCES......... sudorifiques *du Dr Turner*..	Espèces sudorifiques dites de Turner......	Pharmacopée légale.
	Espèces sudorifiques du Dr Turner.........	MM. H. et Guibourt.
	Spéciolés des sudorifiques....................	M. Chéreau.
HYDROL......... ferrugineux *de Spa*..........	Eau de Spa...	Pharmacopée légale.
	Eau de Spa...	MM. Henry et Guib.
	Hydroolé minéral de Spa.....................	M. Chéreau.
HYDROL......... sodaïque.... *de Vichy*.......	Eau de Vichy.......................................	Pharmacopée légale.
	Eau de Vichy.......................................	MM. H. et Guibourt.
	Hydroolé minéral de Vichy..................	M. Chéreau.
HYDROL......... sulfureux... *de Barège*......	Eau de Barège....................................	Pharmacopée légale.
	Eau de Barège....................................	MM. Henry et Guib.
	Hydroolé minéral de Barège.................	M. Chéreau.
LIPAROLÉ...... astringent.. *de Fernel*.......	Graisse prép. avec les Galles et autres art.	Pharmacopée légale.
	Liparolé astringent..............................	MM. H. et Guibourt.
	Stéarolé de Galles polyamiques.............	M. Chéreau.
LIPAROLÉ....... narcotique.. *de Nicolas*.....	Graisse prép. avec les Pavots, la Jusq., etc.	Pharmacopée légale.
	Liparolé de Bourgeons de Peuplier comp.	MM. Henry et Guib.
	Stéarolé de Bourgeons de Peuplier.........	M. Chéreau.
OENOLATURE.. opiacée...... *de Sydenham*..	Vin d'Opium composé.........................	Pharmacopée légale.
	Œnolé d'Opium safrané.......................	MM. H. et Guibourt.
	Œnolé d'Opium et Safran....................	M. Chéreau.
OENOLATURE.. scillitique... *de Fuller*.......	Vin de Scille et de Sureau composé.......	Pharmacopée légale.
	Œnolé de Scille et de Sureau composé...	MM. Henry et Guib.
	Œnolé de Scille et de Sureau composé...	M. Chéreau.

NOMS *adoptés dans cet ouvrage.*	NOMS TIRÉS DES OUVRAGES DES AUTEURS CITÉS, *ou formés d'après les principes de leurs nomenclatures.*	
PILULES......... aloétiques... *de Bontius*.....	Pilules d'Aloès et de Gomme-Gutte........	Pharmacopée légale.
	Pil. aloétiques ammonio-cambogiées.......	MM. Henry et Guib.
	Saccharidés solides d'Aloès et de G.-Gutte.	M. Chéreau.
PILULES......... aloétiques... *de Fuller*......	Pilules d'Aloès et de G. résines fétides.....	Pharmacopée légale.
	Pilules aloétiques fétides.....................	MM. H. et Guibourt.
	Sacchar. solides d'Assaf. et de sulf. de Fer.	M. Chéreau.
PILULES......... aloétiques... *de Le Mort*....	Pil. d'Aloès et de Gomme ammon. comp.	Pharmacopée légale.
	Pil. aloétiques ammonio-cambogiées.......	MM. Henry et Guib.
	Saccharidés solides d'Al. et de G. am. pol.	M. Chéreau.
PILULES......... aloétiques... *de Nicolas*.....	Pilules d'Aloès et de Scammonée comp...	Pharmacopée légale.
	Pil. aloétiques scammonio-bryonées.	MM. H. et Guibourt.
	Sacchar. solides d'Al. et de Scam. polyam.	M. Chéreau.
PILULES......... aloétiques... *de Ruffus*......	Pilules d'Aloès et de Myrrhe...............	Pharmacopée légale.
	Pil. aloétiques myrrho-safranées...........	MM. Henry et Guib.
	Saccharidés solides d'Aloès et de Myrrhe.	M. Chéreau.
PILULES......... mercurielles *de Renaudot*...	Pil. de Mercure, de Scam. et d'Aloès......	Pharmacopée légale.
	Pil. mercur. scammoniées-aloétiques......	MM. H. et Guibourt.
	Saccharidés solides mercuriels..............	M. Chéreau.
PILULES......... opiacées..... *de Legendre*...	Pilules d'Extrait d'Opium....................	Pharmacopée légale.
	Pil. opiacées myrrho-cynoglossées..........	MM. Henry et Guib.
	Saccharidés solides de Cynogl. opiacés...	M. Chéreau.
PILULES......... valérianées.. *de Méglin*......	Pil. de Jusquiame et de Valériane comp.	Pharmacopée légale.
	Pil. de Jusquiame et de Valériane comp.	MM. H. et Guibourt.
	Sacchar. solides de Jusq. et de Valériane.	M. Chéreau.
POTION.......... astringente *de Choppart*...	Potion de Copahu dite de *Choppart*.......	Pharmacopée légale.
	Potion de Copahu alcoolisée.................	MM. Henry et Guib.
	Hydropotinite de Copahu polyamique.....	M. Chéreau.
POTION.......... effervescente *de Rivière*......	Potion effervescente dite de *Rivière*......	Pharmacopée légale.
	Potion effervescente éthérée................	MM. H. et Guibourt.
	Hydropotinite effervescent..................	M. Chéreau.
POTION.......... opiacée...... *de Dalby*......	Potion opiacée dite de *Dalby*..............	Pharmacopée légale.
	Potion opiacée balsamique...................	MM. Henry et Guib.
	Hydropotinite opiacé........................	M. Chéreau.

NOMS *adoptés dans cet ouvrage.*	NOMS TIRÉS DES OUVRAGES DES AUTEURS CITÉS, *ou formés d'après les principes de leurs nomenclatures.*	
POUDRE........ astringente *de Hunter*......	Poudre de Bistorte et d'Opium comp......	Pharmacopée légale.
	Poudre de Bistorte et d'Opium comp.......	MM. Henry et Guib.
	Pulvérolé de Bistorte et d'Opium comp....	M. Chéreau.
POUDRE......... opiacée...... *de Dower*......	Poudre d'Ipécacuanha et d'Opium comp.	Pharmacopée légale.
	Poudre d'Opium et d'Ipécacuanha comp.	MM. H. et Guibourt.
	Pulvérolé d'Ipécac. et d'Opium polyam...	M. Chéreau.
POUDRE........ opiacée...... *d'Hoffmann*....	Poudre de Myrrhe et de Corail comp.....	Pharmacopée légale.
	Poudre de Myrrhe et de Corail comp.....	MM. Henry et Guib.
	Pulvérolé d'Opium et de Myrrhe polyam.	M. Chéreau.
RÉTINOÏDÉ..... aromatique *de Nicolas*.....	Onguent solide de Gom. Résines, safrané.	Pharmacopée légale.
	Rétinolé de Gom. Résines, safrané.........	MM. H. et Guibourt.
	Stéarolé de Gom. Résines et Safran........	M. Chéreau.
SACCHAROLÉ.. aromatique *du D*[r] *Rousseau*	Poudre de Gingembre et de Galanga comp.	Pharmacopée légale.
	Poudre aromatique composée..............	MM. Henry et Guib.
	Pulvérolé de Gingembre et de Galanga pol.	M. Chéreau.
SIROP............ antiscorbut. *de Portal*.......	Sirop de Raifort et de Gentiane comp...	Pharmacopée légale.
	Sirop de Raifort et de Gentiane comp...	MM. H. et Guibourt.
	Saccharolé liquide de Raifort, polyam....	M. Chéreau.
SIROP............ sudorifique *de Cuisinier*....	Sirop de Salsepareille et de Séné, comp.	Pharmacopée légale.
	Sirop de Salsepareille composé...........	MM. Henry et Guib.
	Saccharolé liquide de Salsepareille polyam.	M. Chéreau.
SIROP............ sudorifique *de Lobélius*....	Sirop d'Erysimum composé................	Pharmacopée légale.
	Sirop d'Erysimum composé................	MM. H. et Guibourt.
	Saccharolé liquide d'Erysimum polyam....	M. Chéreau.
TABLETTES.... antimoniales *de Kunckel*.....	Tablettes de sulfure d'Antimoine comp...	Pharmacopée légale.
	Tablettes antimoniales de *Kunckel*........	MM. Henry et Guib.
	Saccharolés solides d'Antim. sulfuré.......	M. Chéreau.
TABLETTES.... kermétisées *de Tronchin*...	Tablettes de Gomme et Kermès comp....	Pharmacopée légale.
	Tablettes de Gomme kermétisées.........	MM. H. et Guibourt.
	Saccharolés solides de Kermès polyam.....	M. Chéreau.

FIN.

TABLE
DES MÉDICAMENS MONOÏAMIQUES,
ET ABRÉGÉ DE LEUR SYNONYMIE.

NOMS ADOPTÉS DANS CET OUVRAGE.		NOMS ANCIENS.	
EXTRAIT	d'Éthérolature de Cantharides	Extrait de Cantharides par l'Éther	129
	d'Éthérolature de Castoréum	Extrait de Castoréum par l'Éther	129
EXTRAIT	d'Hydralcoolature de Cascarille	Extrait alcoolique de Cascarille	129
	d'Hydralcoolature d'Ipécacuanha	Extrait alcoolique d'Ipécacuanha	129
	d'Hydralcoolature de Salsepareille	Extrait alcoolique de Salsepareille	129
	d'Hydralcoolature de Valériane	Extrait alcoolique de Valériane	129
EXTRAIT	d'Hydrolature de Bardane	Extrait aqueux de Bardane	129
	d'Hydrolature de Camomille	Extrait aqueux de Camomille	129
	d'Hydrolature de Gentiane	Extrait aqueux de Gentiane	129
	d'Hydrolature de Rhubarbe	Extrait aqueux de Rhubarbe	129
	d'Hydrolature de Ratanhia	Extrait aqueux de Ratanhia	129
EXTRAIT	de suc de Belladone	Extrait de Belladone	129
	de suc de Bourrache	Extrait de Bourrache	129
	de suc de Ciguë	Extrait de Ciguë	129
	de suc de Jusquiame	Extrait de Jusquiame	129
	de suc de Stramoine	Extrait de Stramoine	129
GELÉE	de Coings	Gelée de Coings	105
	de Groseilles	Gelée de Groseilles	105
	d'Ichthyocolle	Gelée d'Ichthyocolle	105
	de Lichen	Gelée de Lichen	105
GLACÉS	Oléuliques d'Absynthe	Glacés à l'Absynthe	93
	Oléuliques de Camomille	Glacés à la Camomille	93
	Oléuliques de Cannelle	Glacés à la Cannelle	93
	Oléuliques de Menthe	Glacés à la Menthe	93
GLACÉS	de Saccharure d'Ache	Glacés à l'Ache	93
	de Saccharure d'Aunée	Glacés à l'Aunée	93
	de Saccharure de Macis	Glacés au Macis	93
	de Saccharure de Vanille	Glacés à la Vanille	93
GRAINS	de Cachou	Cachou	99
	de Gingembre	Perles de Gingembre	99
	de Poivre d'Inde	Perles de Piment	99
HYDROLAT	de Camomille	Eau distillée de Camomille	25
	de Cannelle	Eau distillée de Cannelle	25
	de Sureau	Eau distillée de Sureau	25
	de Valériane	Eau distillée de Valériane	25
HYDROLATURE	d'Absynthe	Infusion d'Absynthe	27
	de Camomille	Infusion de Camomille	27
	de Cascarille	Infusion de Cascarille	27
	de Gentiane	Infusion de Gentiane	26
	de Guimauve	Décocté de Guimauve	26
	de Lichen	Décocté de Lichen	27
	de Quassia	Infusé de Quassia	27
	de Rhubarbe	Infusé de Rhubarbe	27
	de Salsepareille	Décoction de Salsepareille	26
	de Saponaire	Décoction de Saponaire	27
	de Valériane	Infusion de Valériane	27
HYDROLÉ	d'Acétate de Potasse	Eau d'Acétate de Potasse	22
	d'Acide sulfurique	Eau acidule sulfurique	22
	d'Acide tartarique	Eau acidule tartarisée	22
	de Camphre	Eau camphrée	22
	d'Éther	Eau éthérée	22
	de Nitrate de Potasse	Eau nitrée	22
	de Sucre	Eau sucrée	22
	de Sulfate de Magnésie	Solution de Sulfate de Magnésie	22
	de Tartrate de Potasse	Eau de Potasse tartarisée	22

NOMS ADOPTÉS DANS CET OUVRAGE.		NOMS ANCIENS.	
HYDROLOTIF.....	d'Acétate de Zinc, pour les yeux...	Collyre d'Acétate de Zinc..........................	38
	d'Acide hydrochlor., pour les pieds...	Eau hydrochlorique pour pédiluves....................	38
	de Bi-Carbon. de Soude, pour la vessie.	Solution de Bi-Carb. de S. pour inject. vésicales.....	39
	de Sulfate de Zinc, pour l'urètre.....	Injection de Sulfate de Zinc, pour l'urètre...........	39
	de Camphre, pour les yeux...........	Collyre de Camphre..................................	38
	d'Ecorce de Grenades, pour le vagin.	Décocté d'Ec. de Gren. pour injections vaginales....	39
	de Gélatine, pour les intestins.......	Lavement de Gélatine................................	39
	de Guimauve, pour la bouche.......	Collutoire de Guimauve..............................	39
	de Roses rouges, pour la gorge.....	Gargarisme de Roses rouges..........................	39
HYDROMELLÉ....	de Mercuriale.........................	Mellite de Mercuriale...............................	114
	de Nicotiane..........................	Mellite de Nicotiane................................	114
	de Roses rouges.......................	Mellite de Roses rouges.............................	114
	de Scille..............................	Mellite de Scille...................................	114
LIMONADE........	d'Acide sulfurique..................	Limonade sulfurique.................................	30
	d'Acide tartarique...................	Limonade tartarique.................................	30
	de Cerises............................	Limonade de Cerises.................................	30
	de Citrons............................	Limonade citrique...................................	30
	de Groseilles.........................	Limonade de Groseilles..............................	30
LIPAROIDÉ........	d'Iode................................	Pommade d'Iode......................................	78
	de Précipité blanc...................	Pommade de Précipité blanc..........................	78
	de Sabine.............................	Onguent de Sabine...................................	78
	de Sang-Dragon........................	Onguent de Sang-Dragon..............................	78
	de Sureau.............................	Onguent de Sureau...................................	78
LIPAROLÉ.........	de Belladone..........................	Graisse Belladonée..................................	77
	de Calomel............................	Graisse au calomel..................................	77
	de Ciguë..............................	Graisse cicutée.....................................	77
	de Galbanum...........................	Graisse galbanée....................................	77
	de Soufre.............................	Graisse soufrée.....................................	77
LOOCH.............	d'Amandes............................	Looch blanc...	34
	de Chènevis...........................	Looch de Chènevis...................................	34
	d'Huile d'Amandes.....................	Looch huileux amygdalin.............................	34
	d'Huile de Noisettes..................	Looch huileux aux Avelines..........................	34
	de Copahu.............................	Potion de Copahu émulsionnée........................	34
	de Térébenthine.......................	Potion de Térébenthine émulsionnée..................	34
MELLÉOLÉ........	de Cannelle...........................	Miel cinnamomé......................................	113
	de Coriandre..........................	Opiat de Coriandre au Miel..........................	113
	de Crême de Tartre....................	Opiat de Crême de Tartre au Miel....................	113
	de Guimauve...........................	Opiat de Guimauve au Miel...........................	113
	de Réglisse...........................	Miel glycyrrhisé....................................	113
	de Soufre.............................	Miel soufré...	113
MUCILAGE.........	de Coings.............................	Mucilage de Coings..................................	24
	de Lin................................	Mucilage de Lin.....................................	24
	de Psyllium...........................	Mucilage de Psyllium................................	24
	de Gomme arabique.....................	Mucilage de Gomme arabique..........................	24
	de Gomme adraganthe...................	Mucilage de Gomme adraganthe........................	24
OENOLÉ............	d'Acétate de Fer......................	Vin d'Acétate de Fer................................	60
	de Camphre............................	Vin Camphré...	60
	de Miel...............................	Vin miellé..	60
	de Sucre..............................	Vin sucré...	60
	de Sulfate de Quinine.................	Vin de Sulfate de Quinine...........................	60
OENOLATURE.....	d'Absinthe............................	Vin d'Absinthe......................................	61
	de Gentiane...........................	Vin de Gentiane.....................................	61
	de Gingembre..........................	Vin de Gingembre....................................	61
	de Quinquina..........................	Vin de Quinquina....................................	61
	de Scille.............................	Vin scillitique.....................................	61

NOMS ADOPTÉS DANS CET OUVRAGE.		NOMS ANCIENS.	
OENOLOTIF	d'Acétate de Fer	Vin d'Acétate de Fer pour lotions	62
	d'Émétique	Vin antimonial fort	62
	de Roses rouges	Vin rosat pour lotions	62
	de Sureau	Vin surard pour Fomentations	62
OENOMELLÉ	d'Extrait de Genièvre	Mellite vineux d'Extrait de Genièvre	117
	d'Extrait de Gentiane	Mellite vineux d'Extrait de Gentiane	117
	d'Extrait de Safran	Mellite vineux d'Extrait de Safran	117
	d'Extrait de Salsepareille	Mellite vineux d'Extrait de Salsepareille	117
OLÉULÉ	de Benjoin à la Lavande	Huile volatile de Lavande benzoïnée	70
	de Benjoin à la Menthe	Huile volatile de Menthe benzoïnée	70
	de Cantharides rosmariné	Myrolé de Cantharides rosmariné	70
	de Cantharides térébenthiné	Myrolé de Cantharides térébenthiné	70
	d'Euphorbe lavandulé	Myrolé d'Euphorbe lavandulé	70
	d'Euphorbe térébenthiné	Myrolé d'Euphorbe térébenthiné	70
	de Tolu à la Menthe	Huile volatile de Menthe tolutanée	70
	de Tolu à la Lavande	Huile volatile de Lavande tolutanée	70
PASTILLES	à l'Ambre	Pastilles d'Ambre	100
	à l'Anis	Pastilles d'Anis	100
	à la Menthe	Pastilles de Menthe	100
	à la Vanille	Pastilles de Vanille	100
PATE	de Guimauve	Pâte de Guimauve	104
	de Jujubes	Pâte de Jujubes	104
	de Réglisse	Pâte de Réglisse	104
PHOSPHOLÉULE	au Carvi	Huile volatile de Carvi phosphorée	72
	à la Marjolaine	Myrolé de Phosphore à la Marjolaine	72
	à la Menthe	Myrolé de Phosphore à la Menthe	72
	au Sassafras	Huile volatile de Sassafras phosphorée	72
PILULES	de Poudre de Rhubarbe	Pilules de Rhubarbe avec la poudre	130
	de Poudre de Ciguë	Pilules de Ciguë avec la poudre	130
	d'Extrait de Gentiane	Pilules d'Extrait de Gentiane	130
	de Sulfure d'Antimoine	Pilules de Sulfure d'Antimoine	130
PULPE	d'Abricots	Pulpe d'Abricots	127
	de Carottes	Pulpe de Carottes	127
	de Cynorrhodons	Pulpe de Cynorrhodons	127
	de Dattes	Pulpe de Dattes	127
	de Pruneaux	Pulpe de Pruneaux	127
	de Tamarind	Pulpe de Tamarind	127
	de Poudre d'Absynthe	Pulpe factice d'Absynthe	127
	de Poudre d'Aunée	Pulpe factice d'Aunée	127
	de Poudre de Roses	Pulpe factice de Roses	127
RATAFIA	d'Anis	Ratafia d'Anis	47
	de Café	Ratafia de Café	47
	de Cassis	Ratafia de Cassis	47
	de Coings	Ratafia de Coings	47
	de Quinquina	Ratafia de Quinquina	47
RÉTINOÏDÉ	de Belladone	Onguent solide de Belladone	82
	de Ciguë	Onguent solide de Ciguë	82
	d'Euphorbe	Onguent solide d'Euphorbe	82
	d'Opium	Emplâtre résineux d'Opium	82
	de Safran	Emplâtre résineux de Safran	82
SACCHAROLÉ	de Calomel	Poudre saccharine de Calomel	96
	de Digitale	Poudre saccharine de Digitale	96
	de Jalap	Poudre de Sucre et Jalap	96
	de Ratanhia	Poudre saccharine de Ratanhia	96
	de Sulfate de Quinine	Poudre saccharine de Sulfate de Quinine	96

TABLE

DES CLASSES, DES GENRES ET DES SOUS-GENRES,

PAR ORDRE ALPHABÉTIQUE.

FIN DES TABLES.

Tableau de Nomenclatures et de Classifications Pharmaceutiques.

NOMENCLATURE ET CLASSIFICATION

SUIVIES PAR MM. HENRY ET GUIBOURT DANS LEUR PHARMACOPÉE RAISONNÉE.

CLASSES, GENRES ET SOUS-GENRES.				NOMS SPÉCIFIQUES.
MÉDICAMENS	PAR DIVISION ... I.	1 POUDRES	de Racines	Poudre de Gingembre Poudre de Ratanhia
			de Feuilles	Poudre de Belladone Poudre de Digitale
			de Fleurs, etc.	Poudre de Roses rouges Poudre de Camomille
		2. PULPES	par Rasion par Épistation par Humectation par Coction par Coction et Épistation	Pulpe d'Aunée Pulpe de Roses Pulpe de Tamarins Pulpe de Pruneaux Pulpe de Dattes
	PAR EXTRACTION ... II.	1. FÉCULES		Fécule de Pomme de Terre Fécule de Bryone
		2. SUCS *aqueux*	tirés des Végétaux	Suc de Chicorée sauvage Suc de Citrons Suc de Groseilles
			tirés des Animaux	Petit Lait clarifié
		3. SUCS *huileux*	Huiles *végétales*	Huile d'Amandes douces Huile de Muscades
			Graisses *animales*	Graisse de Porc Graisse de Bœuf
		4. EXTRAITS	préparés avec les sucs	Extrait de Jusquiame Extrait de Belladone
			préparés par l'intermédiaire de l'eau	Extrait de Salsepareille Extrait de Rhubarbe
			préparés par l'interméd. de l'alcool	Extrait d'Ipécacuanha Extrait de Valériane
			tirés de substances animales	Extrait de Fiel de Bœuf Gélatine
		5. RÉSINES		Résine de Jalap Térébenthine cuite
		6. HUILES *volatiles*		Huile volatile de Lavande Huile volatile de Romarin
	PAR MIXTION ... III.	1. ESPÈCES		Espèces amères Espèces anti-laiteuses du Docteur Weiss Espèces diurétiques Espèces vulnéraires
		2. POUDRES *composées*		Poudre d'Ambre et de Cannelle composée Poudre ammoniacale aromatique Poudre de Belladone sucrée Poudre de Fenouil et de Magnésie composée
		3. PILULES		Pilules aloétiques myrrho-elléborées Pilules aloétiques rhéo-agaricées Pilules aloétiques roséo-mastiquées Pilules aloétiques scammonio-colocynthées
		4 TROCHISQUES		Trochisques mercuriels au Minium Trochisques odorans pour brûler
		5. SACCHAROLÉS *solides*	Grains	Grains de Cachou Grains de Gingembre
			Tablettes	Tablettes d'Ipécacuanha Tablettes alcalines de d'Arcet Tablettes martiales Tablettes antimoniales de Kunckel
			Pastilles	Pastilles de Menthe Pastilles de Camomille
			Condits	Condit d'Angélique Condit de Gingembre
		6. SACCHAROLÉS *mous*	Électuaires	Électuaire de Roses Électuaire absorbant aromatique Électuaire opiacé astringent Électuaire de Séné et de Mercuriale composé
			Pâtes	Pâte de Dattes Pâte de Lichen
			Gelées	Gelée de Groseilles Gelée de Lichen
		7. SACCHAROLÉS *liquides*	Sirops	Sirop de Sulfure de Potasse Sirop de Gentiane Sirop de Fleurs d'Oranger Sirop de Groseilles Sirop de Rhubarbe et de Roses composé Sirop d'Armoise et de Sabine composé
			Mellites	Mellite de Mercuriale Mellite de Roses
			Oximellites	Oximellite simple Oximellite scillitique
		8. HYDROLATS	simples	Hydrolat de Menthe Hydrolat de Roses
			composés	Hydrolat de Labiées composé
		9. HYDROLÉS	Minéraux	Hydrolé d'Acétate de Plomb Hydrolé de Chaux Hydrolé de Sulfate de Cuivre ammoniacal Hydrolé d'Arséniate de Soude Eau alcaline gazeuse Eau magnésienne gazeuse
			Végétaux	Hydrolé d'Amandes Hydrolé de Camphre Hydrolé de Chicorée Hydrolé d'Espèces amères Hydrolé de Citrons Hydrolé de Gomme Hydrolé de Graine de Lin pour boisson Hydrolé de Graine de Lin pour lavement Hydrolé de Salsepareille et de Brou de Noix composé Hydrolé éthérique édulcoré
			Animaux	Hydrolé d'Écrevisses Hydrolé de Tortue
		10. APPENDICE *aux Hydrolés*	Potions	Potion antiseptique camphrée Potion antispasmodique éthérée Potion d'Ipécacuanha composée Potion émulsive au jaune d'œuf Potion musquée
			Gargarismes	Gargarisme adoucissant Gargarisme détersif
			Lavemens	Lavement purgatif Lavement de Quinquina camphré
			Cataplasmes	Cataplasme de Farine de Lin Cataplasme émollient
		11. ŒNOLÉS		Œnolé d'Absynthe Œnolé d'Absynthe et de Centaurée composé
		12. BRUTOLÉS		Brutolé de Quinquina Brutolé de Raifort composé
		13. OXÉOLÉS		Oxéolé de Camphre Oxéolé de Colchique
		14. ALCOOLATS	simples	Alcoolat d'Anis Alcoolat de Cannelle
			composés	Alcoolat de Citrons composé Alcoolat de Labiées composé
			ammoniacaux	Alcoolat ammoniacal aromatique Alcoolat ammoniacal fétide
		15. ALCOOLÉS	proprement dits	Alcoolé d'Absynthe Alcoolé d'Aloès myrrho-safrané Alcoolé de Cantharides Alcoolé de Savon animal composé Alcoolé d'Opium balsamique camphré
			sucrés	Ratafia d'Absynthe Élixir de Quinquina et de Cascarille éthéré
			acides	Alcoolé sulfurique Alcoolé sulfurique aromatique
			ammoniacaux	Alcoolé d'Ammoniaque Alcoolé ammoniacal fétide
			de sels métalliques	Alcoolé de Fer chloruré Alcoolé de Potasse antimoniée
		16. ÉTHÉROLÉS		Éthérolé de Digitale Éthérolé de Phosphore
		17. MYROLÉS		Myrolé de Soufre anisé Myrolé d'Ambre et de Musc composé
		18. ÉLÆOLÉS		Élæolé de Belladone Élæolé de Camphre Élæolé de Solanées composé
		19. APPENDICE *aux Élæolés*	Élæocérolés *savonneux*	Élæocérolé ammoniacal Élæocérolé savonneux opiacé
			Élæocérolés	Élæocérolé à l'eau Élæocérolé de Céruse
		20. LIPAROLÉS	sans substances minérales	Liparolé de Nicotiane Liparolé de Bourgeons de Peuplier composé
			avec substances minérales	Liparolé de Deuto-Chlorure de Mercure Liparolé d'Iode
		21. RÉTINOLÉS	mous	Rétinolé d'Huile et de Baume du Pérou Rétinolé de Suif et d'Élémi
			solides	Rétinolé balsamique composé Rétinolé de Gommes-Résines safrané
		22. STÉARATÉS		Stéaraté de Colcothar Stéaraté gommo-résineux Stéaraté de Gommes-Résines composé
		23. TOPIQUES	Sparadraps Écussons Sachets Errhines Masticatoires Suppositoires Bougies Agaric préparé Moxas Éponge préparée Pois à Cautères	
	PAR COMBINAISON. IV.	1. CORPS SIMPLES 2. CORPS BINAIRES 3. CORPS TERNAIRES 4. CORPS QUATERNAIRES		

PARIS,
TYPOGRAPHIE DE J. PINARD, IMPRIMEUR DU ROI,
rue d'Anjou-Dauphine, n° 8.
1830.

NOMENCLATURE PHARMACEUTIQUE ET CLASSIFICATION

DE M. A. CHÉREAU.

CLASSES.	SÉRIES.		EXCIPIENS ET NOMS PRIMORDIAUX.	ORDRES.	GENRES.
MÉDICAMENS	CHRONIZOIQUES	Avec Excipient	Eau ... HYDROOL	HYDROOLIQUES	Hydroolés Hydroolats
			Sucre ... SACCHAROL	SACCHAROLIQUES	Saccharolés: liquides, mous, solides Saccharidés: mous, solides Oléo-Saccharolés
			Vin ... ŒNOL	ŒNOLIQUES	Œnolés
			Esprit ... ALCOOL	ALCOOLIQUES	Alcoolés Alcoolats Alcoolats saccharidés
			Éther ... ÉTHÉROL	ÉTHÉROLIQUES	Éthérolés Éthérolats
			Bière ... BRUTOL	BRUTOLIQUES	Brutolés
			Vinaigre ... OXÉOL	OXÉOLIQUES	Oxéolés
			Huile ... OLÉOL	OLÉOLIQUES	Oléols: liquides, solides Oléolés Oléolats: liquides, solides, pyrogénés Oléo-Cérolés Oléo-Cérolés résineux
			Graisse ... STÉAROL	STÉAROLIQUES	Stéarolés: mous, solides Stéaratés
		Sans Excipient	Suc ... OPOL	OPOLIQUES	Opolés Opostolés: mous, secs
			Fécule ... AMIDOL	AMIDOLIQUES	Amidolés
			Poudre ... PULVÉROL	PULVÉROLIQUES	Pulvérolés
			Espèces ... SPÉCIOL	SPÉCIOLIQUES	Spéciolés
	ACHRONIZOIQUES	Avec Excipient	Eau ... HYDROOL	HYDROOLITIQUES	Hydroolités: Hydro-Pulpes, Hydrolutites, Hydro-Enémites
			Sucre ... SACCHAROL	SACCHAROLITIQUES	Saccharolités
			Mucilage ... MUCOL	MUCOLITIQUES	Mucolités
		Sans Excipient	Suc ... OPOL	OPOLITIQUES	Opolités
			Pulpe ... PULPOL	PULPOLITIQUES	Pulpolités

GENRES.	NOMS SPÉCIFIQUES.	
	NOMS NOUVEAUX.	NOMS ANCIENS.
HYDROOLÉS	Hydroolé de Chaux Hydroolé minéral de Baréges	Eau de Chaux Eau minérale de Baréges
HYDROOLATS	Hydroolat de Camomille Hydroolat de Menthe	Eau distillée de Camomille Eau distillée de Menthe
SACCHAROLÉS	Saccharolé liquide de Violettes Saccharolé liquide de Rhubarbe polyamique Saccharolé mou de Cynorrhodons Saccharolé mou de Roses rouges Saccharolé solide d'Ipécacuanha Saccharolé solide de Soufre polyamique	Sirop de Violettes Sirop de Rhubarbe composé Conserve de Cynorrhodons Conserve de Roses rouges Tablettes d'Ipécacuanha Tablettes de Soufre composées
SACCHARIDÉS	Saccharidé mou de Rhubarbe polyamique Saccharidé mou de Safran Saccharidé solide de Cynoglosse opiacé Saccharidé solide de Savon	Électuaire Catholicon double Confection d'Hyacinthe Pilules de Cynoglose Pilules de Savon
OLÉO-SACCHAROLÉS	Oléo-Saccharolé de Menthe Oléo-Saccharolé de Citron	Oléo-Saccharum de Menthe Oléo-Saccharum de Citron
ŒNOLÉS	Œnolé de Quinquina Œnolé de Scille	Vin de Quinquina Vin scillitique
ALCOOLÉS	Alcoolé de Ciguë Alcoolé de Cantharides	Teinture de Ciguë Teinture de Cantharides
ALCOOLATS	Alcoolat d'Absynthe Alcoolat des aromates [illegible] Alcoolat saccharidé d'Anis Alcoolat saccharidé de Coriandre	Esprit d'Absynthe Esprit ammoniacal de Sylvius Ratafia d'Anis Ratafia de Coriandre
ÉTHÉROLÉS	Éthérolé de Cantharides Éthérolé de Camphre	Teinture éthérée de Cantharides Éther sulfurique camphré
ÉTHÉROLATS	Éthérolat de Coriandre Éthérolat de Menthe	Éther de Coriandre Éther de Menthe
BRUTOLÉS	Brutolé de Quinquina Brutolé de Raifort polyamique	Bière de Quinquina Bière antiscorbutique
OXÉOLÉS	Oxéolé de Scille Oxéolé de Framboises	Vinaigre scillitique Vinaigre framboisé
OLÉOLS	Oléol liquide d'Amandes douces Oléol solide de Cacao	Huile d'Amandes douces Beurre de Cacao
OLÉOLÉS	Oléolé de Ciguë Oléolé de Camphre	Huile de Ciguë Huile camphrée
OLÉOLATS	Oléolat liquide de Lavande Oléolat solide d'Anis Oléolat pyrogéné de Corne de Cerf	Huile volatile de Lavande Huile volatile d'Anis Huile empyreumatique de Corne de Cerf
OLÉO-CÉROLÉS	Oléo-Cérolé blanc Oléo-Cérolé de [illegible] et de Deutoxide de Mercure Oléo-Cérolé résineux de Poix Oléo-Cérolé résineux de Térébenthine et de [illegible]	Cérat blanc Onguent brun Onguent basilicum Onguent de Guimauve
STÉAROLÉS	Stéarolé mou de Roses Stéarolé mou de Concombres Stéarolé solide de Cantharides Stéarolé solide de Ciguë	Onguent rosat Pommade de Concombres Emplâtre vésicatoire Emplâtre de Ciguë
STÉARATÉS	Stéaraté de Deutoxide de Plomb et de Camphre Stéaraté de Gommes-Résines	Emplâtre de Nuremberg Emplâtre Diachylon gommé
OPOLÉS	Opolé de Citrons Opolé de Nerprun	Suc de Citrons Suc de Nerprun
OPOSTOLÉS	Opostolé mou de Jusquiame Opostolé mou de Ciguë Opostolé sec de Quinquina Opostolé alcoolique de Quinquina	Extrait de Jusquiame Extrait de Ciguë Extrait sec de Quinquina Extrait alcoolique de Quinquina
AMIDOLÉS	Amidolé de Bryone Amidolé d'Arum	Fécule de Bryone Fécule d'Arum
PULVÉROLÉS	Pulvérolé de Gentiane polyamique Pulvérolé dentifrice	Poudre anti-arthritique amère Poudre dentifrice
SPÉCIOLÉS	Spéciolé des Labiées Spéciolé des Cinq Racines	Espèces vulnéraires Espèces diurétiques
HYDROOLITÉS	Hydro-Pulpe de Gentiane Hydro-Pulpe de Saponaire Hydrolutite d'Acétate de Plomb Hydrolutite de Sulfate de Zinc Hydro-Enémite de Guimauve Hydro-Enémite de Lin	Tisane de Gentiane Tisane de Saponaire Eau de Goulard Lotion de Sulfate de Zinc Lavement de Guimauve Lavement de Lin
SACCHAROLITÉS	Saccharolité amandé Saccharolité de Gomme	Émulsion d'Amandes Solution de Gomme sucrée
MUCOLITÉS	Mucolité de Lin Mucolité de Gomme	Mucilage de Lin Mucilage de Gomme
OPOLITÉS	Opolité de Cresson Opolité de Chicorée	Suc de Cresson Suc de Chicorée
PULPOLITÉS	Pulpolité de Casse Pulpolité d'Abricots	Pulpe de Casse Pulpe d'Abricots

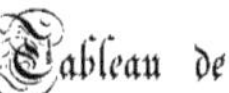
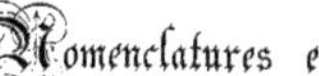
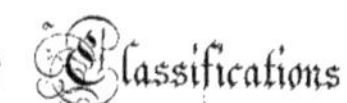
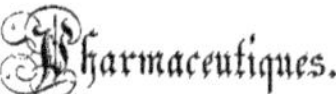

Tableau de Nomenclatures et de Classifications Pharmaceutiques.

NOMENCLATURE ET CLASSIFICATION

SUIVIES PAR MM. HENRY ET GUIBOURT DANS LEUR PHARMACOPÉE RAISONNÉE.

Classes, genres et sous-genres				Noms spécifiques
MÉDICAMENS	PAR DIVISION I.	1. POUDRES	de Racines de Feuilles de Fleurs, etc.	Poudre de Gingembre Poudre de Ratanhia Poudre de Belladone Poudre de Digitale Poudre de Roses rouges Poudre de Camomille
		2. PULPES	par Rasion par Épistation par Humectation par Coction par Coction et Épistation	Pulpe d'Aunée Pulpe de Roses Pulpe de Tamarins Pulpe de Pruneaux Pulpe de Dattes
	PAR EXTRACTION II.	1. FÉCULES		Fécule de Pomme de Terre Fécule de Bryone
		2. SUCS *aqueux*	tirés des Végétaux tirés des Animaux	Suc de Chicorée sauvage Suc de Citrons Suc de Groseilles Petit Lait clarifié
		3. SUCS *huileux*	Huiles végétales Graisses animales	Huile d'Amandes douces Huile de Muscades Graisse de Porc Graisse de Bœuf
		4. EXTRAITS	préparés avec les sucs préparés par l'intermédiaire de l'eau préparés par l'intermed. de l'alcool tirés de substances animales	Extrait de Jusquiame Extrait de Belladone Extrait de Salsepareille Extrait de Rhubarbe Extrait d'Ipécacuanha Extrait de Valériane Extrait de Fiel de Bœuf Gélatine
		5. RÉSINES		Résine de Jalap Térébenthine cuite
		6. HUILES *volatiles*		Huile volatile de Lavande Huile volatile de Romarin
	PAR MIXTION III.	1. ESPÈCES		Espèces amères Espèces anti-laiteuses du Docteur Weiss Espèces diurétiques Espèces vulnéraires
		2. POUDRES *composées*		Poudre d'Ambre et de Cannelle composée Poudre ammoniacale aromatique Poudre de Belladone sucrée Poudre de Fenouil et de Magnésie composée
		3. PILULES		Pilules aloétiques myrrho-elléborées Pilules aloétiques rhéo-agaricées Pilules aloétiques rhéo-mastiquées Pilules aloétiques scammonio-coloquintidées
		4. TROCHISQUES		Trochisques mercuriels au Minium Trochisques odorans pour brûler
		5. SACCHAROLÉS *solides*	Grains Tablettes Pastilles Condits	Grains de Cachou Grains de Gingembre Tablettes d'Ipécacuanha Tablettes alcalines de d'Arcet Tablettes martiales Tablettes antimoniales de Kunkel Pastilles de Menthe Pastilles de Camomille Condit d'Angélique Condit de Gingembre
		6. SACCHAROLÉS *mous*	Électuaires Pâtes Gelées	Électuaire de Roses Électuaire absorbant aromatique Électuaire opiacé astringent Électuaire de Séné et de Mercuriale composé Pâte de Dattes Pâte de Lichen Gelée de Groseilles Gelée de Lichen
		7. SACCHAROLÉS *liquides*	Sirops Mellites Oximellites	Sirop de Sulfure de Potasse Sirop de Gentiane Sirop de fleurs d'Oranger Sirop de Groseilles Sirop de Rhubarbe et de Roses composé Sirop d'Armoise et de Sabine composé Mellite de Mercuriale Mellite de Roses Oximellite simple Oximellite scillitique
		8. HYDROLATS	simples composés	Hydrolat de Menthe Hydrolat de Roses Hydrolat de Labiées composé
		9. HYDROLÉS	Minéraux Végétaux Animaux	Hydrolé d'Acétate de Plomb Hydrolé de Chaux Hydrolé de Sulfate de Cuivre ammoniacal Hydrolé d'Arséniate de Soude Eau alcaline gazeuse Eau magnésienne gazeuse Hydrolé d'Amandes Hydrolé de Camphre Hydrolé de Chicorée Hydrolé d'Espèces amères Hydrolé de Citrons Hydrolé de Gomme Hydrolé de Graine de Lin pour boisson Hydrolé de Graine de Lin pour lavement Hydrolé de Salsepareille et de Brou de Noix composé Hydrolé citrique édulcoré Hydrolé d'Écrevisses Hydrolé de Tortue
		10. APPENDICE *aux Hydrolés*	Potions Gargarismes Lavemens Cataplasmes	Potion antiseptique camphrée Potion antispasmodique éthérée Potion d'Ipécacuanha composée Potion émulsive au jaune d'œuf Potion musquée Gargarisme adoucissant Gargarisme détersif Lavement purgatif Lavement de Quinquina camphré Cataplasme de Farine de Lin Cataplasme émollient
		11. ŒNOLÉS		Œnolé d'Absynthe Œnolé d'Absynthe et de Centaurée composé
		12. BRUTOLÉS		Brutolé de Quinquina Brutolé de Raifort composé
		13. OXÉOLÉS		Oxéolé de Camphre Oxéolé de Colchique
		14. ALCOOLATS	simples composés ammoniacaux	Alcoolat d'Anis Alcoolat de Cannelle Alcoolat de Citrons composé Alcoolat de Labiées composé Alcoolat ammoniacal aromatique Alcoolat ammoniacal fétide
		15. ALCOOLÉS	proprement dits sucrés acides ammoniacaux de sels métalliques	Alcoolé d'Absynthe Alcoolé d'Aloès myrrho-safrané Alcoolé de Cantharides Alcoolé de Savon animal composé Alcoolé d'Opium balsamique camphré Ratafia d'Absynthe Élixir de Quinquina et de Cascarille éthéré Alcoolé sulfurique Alcoolé sulfurique aromatique Alcoolé d'Ammoniaque Alcoolé ammoniacal fétide Alcoolé de Fer chloruré Alcoolé de Potasse antimoniée
		16. ÉTHÉROLÉS		Éthérolé de Digitale Éthérolé de Phosphore
		17. MYROLÉS		Myrolé de Soufre anisé Myrolé d'Ambre et de Musc composé
		18. ÉLAEOLÉS		Élaeolé de Belladone Élaeolé de Camphre Élaeolé de Solanées composé
		19. APPENDICE *aux Élaeolés*	Élaeosaccharolés savonneux Élaeocérolés	Élaeocérolé ammoniacal Élaeocérolé savonneux opiacé Élaeocérolé à l'eau Élaeocérolé de Cérase
		20. LIPAROLÉS	sans substances minérales avec substances minérales	Liparolé de Nicotiane Liparolé de Bourgeons de Peuplier composé Liparolé de Deuto-Chlorure de Mercure Liparolé d'Iode
		21. RÉTINOLÉS	mous solides	Rétinolé d'Huile et de Baume du Pérou Rétinolé de Suif et d'Élémi Rétinolé balsamique composé Rétinolé de Gommes-Résines safrané
		22. STÉARATÉS		Stéaraté de Colcothar Stéaraté gommo-résineux Stéaraté de Gommes-Résines composé
		23. TOPIQUES	Sparadraps Écussons Sachets Errhines Masticatoires Suppositoires Bougies Agaric préparé Moxas Éponge préparée Pois à Cautères	
	PAR COMBINAISON IV.	1. CORPS SIMPLES 2. CORPS BINAIRES 3. CORPS TERNAIRES 4. CORPS QUATERNAIRES		

PARIS,
TYPOGRAPHIE DE J. PINARD, IMPRIMEUR DU ROI,
RUE D'ANJOU-DAUPHINE, N° 8.
1830.

NOMENCLATURE PHARMACEUTIQUE ET CLASSIFICATION

DE M. A. CHÉREAU.

Classes		Séries	Excipiens et noms primordiaux	Ordres	Genres
MÉDICAMENS	CHRONIZOIQUES	Avec Excipient	Eau ... HYDROOL	HYDROOLIQUES	Hydroolés Hydroolats
			Sucre ... SACCHAROL	SACCHAROLIQUES	Saccharolés (liquides, mous, solides) Saccharides (mous, solides) Oléo-Saccharolés
			Vin ... ŒNOL	ŒNOLIQUES	Œnolés
			Esprit ... ALCOOL	ALCOOLIQUES	Alcoolés Alcoolats Alcoolats saccharidés
			Éther ... ÉTHÉROL	ÉTHÉROLIQUES	Éthérolés Éthérolats
			Bière ... BRUTOL	BRUTOLIQUES	Brutolés
			Vinaigre ... OXÉOL	OXÉOLIQUES	Oxéolés
			Huile ... OLÉOL	OLÉOLIQUES	Oléolés (liquides, solides) Oléolats Oléolats (liquides, solides, pyrogénés) Oléo-Cérolés Oléo-Cérolés résineux
			Graisse ... STÉAROL	STÉAROLIQUES	Stéarolés (mous, solides) Stéaratés
		Sans Excipient	Suc ... OPOL	OPOLIQUES	Opolés Opostolés (mous, secs)
			Fécule ... AMIDOL	AMIDOLIQUES	Amidolés
			Poudre ... PULVÉROL	PULVÉROLIQUES	Pulvérolés
			Espèces ... SPÉCIOL	SPÉCIOLIQUES	Spéciolés
	ACHRONIZOIQUES	Avec Excipient	Eau ... HYDROOL	HYDROOLITIQUES	Hydroolites (Hydro-Pelles, Hydrolismes, Hydro-Enérites)
			Sucre ... SACCHAROL	SACCHAROLITIQUES	Saccharolites
			Mucilage ... MUCOL	MUCOLITIQUES	Mucolites
		Sans Excipient	Suc ... OPOL	OPOLITIQUES	Opolites
			Pulpe ... PULPOL	PULPOLITIQUES	Pulpolites

Genres	Noms spécifiques — Noms nouveaux	Noms spécifiques — Noms anciens
HYDROOLÉS	Hydroolé de Chaux Hydroolé minéral de Barèges	Eau de Chaux Eau minérale de Barèges
HYDROOLATS	Hydroolat de Camomille Hydroolat de Menthe	Eau distillée de Camomille Eau distillée de Menthe
SACCHAROLÉS	Saccharolé liquide de Violettes Saccharolé liquide de Rhubarbe polyamique Saccharolé mou de Cynorrhodon Saccharolé mou de Roses rouges Saccharolé solide d'Ipécacuanha Saccharolé solide de Soufre polyamique	Sirop de Violettes Sirop de Rhubarbe composé Conserve de Cynorrhodon Conserve de Roses rouges Tablettes d'Ipécacuanha Tablettes de Soufre composées
SACCHARIDES	Saccharide mou de Rhubarbe polyamique Saccharide mou de Nerprun Saccharide solide de Cynoglosse opiacé Saccharide solide de Séné	Électuaire Catholicon double Confection d'Hyacinthe Pilules de Cynoglosse Pilules de Séné
OLÉO-SACCHAROLÉS	Oléo-Saccharolé de Menthe Oléo-Saccharolé de Citron	Oléo-Saccharum de Menthe Oléo-Saccharum de Citron
ŒNOLÉS	Œnolé de Quinquina Œnolé de Scille	Vin de Quinquina Vin scillitique
ALCOOLÉS	Alcoolé de Ciguë Alcoolé de Cantharides	Teinture de Ciguë Teinture de Cantharides
ALCOOLATS	Alcoolat d'Absynthe Alcoolat des semences blanches Alcoolat saccharidé d'Anis Alcoolat saccharidé de Coriandre	Esprit d'Absynthe Esprit carminatif de Sylvius Ratafia d'Anis Ratafia de Coriandre
ÉTHÉROLÉS	Éthérolé de Castoréum Éthérolé de Camphre	Teinture éthérée de Castoréum Éther sulfurique camphré
ÉTHÉROLATS	Éthérolat de Castoréum Éthérolat de Menthe	Éther de Castoréum Éther de Menthe
BRUTOLÉS	Brutolé de Quinquina Brutolé de Raifort polyamique	Bière de Quinquina Bière antiscorbutique
OXÉOLÉS	Oxéolé de Scille Oxéolé de Framboises	Vinaigre scillitique Vinaigre framboisé
OLÉOLÉS	Oléolé liquide d'Amandes douces Oléolé solide de Cacao	Huile d'Amandes douces Beurre de Cacao
OLÉOLÉS	Oléolé de Ciguë Oléolé de Camphre	Huile de Ciguë Huile camphrée
OLÉOLATS	Oléolat liquide de Lavande Oléolat solide d'Anis Oléolat pyrogéné de Corne de Cerf	Huile volatile de Lavande Huile volatile d'Anis Huile empyreumatique de Corne de Cerf
OLÉO-CÉROLÉS	Oléo-Cérolé blanc Oléo-Cérolé de Anis et de Deutoxide de Mercure Oléo-Cérolé résineux de Poix Oléo-Cérolé résineux de Térébenthine et de Mastic	Cérat blanc Onguent brun Onguent basilicum Onguent de Guimauve
STÉAROLÉS	Stéarolé mou de Roses Stéarolé mou de Concombres Stéarolé solide de Cantharides Stéarolé solide de Ciguë	Onguent rosat Pommade de Concombres Emplâtre vésicatoire Emplâtre de Ciguë
STÉARATÉS	Stéaraté de Deutoxide de Plomb et de Camphre Stéaraté de Gommes-Résines	Emplâtre de Nuremberg Emplâtre Diachylon gommé
OPOLÉS	Opolé de Citrons Opolé de Nerprun	Suc de Citrons Suc de Nerprun
OPOSTOLÉS	Opostolé mou de Jusquiame Opostolé mou de Ciguë Opostolé sec de Quinquina Opostolé alcoolique de Quinquina	Extrait de Jusquiame Extrait de Ciguë Extrait sec de Quinquina Extrait alcoolique de Quinquina
AMIDOLÉS	Amidolé de Bryone Amidolé d'Arum	Fécule de Bryone Fécule d'Arum
PULVÉROLÉS	Pulvérolé de Gentiane polyamique Pulvérolé dentifrice	Poudre anti-arthritique amère Poudre dentifrice
SPÉCIOLÉS	Spéciolé des Labiées Spéciolé des Cinq Racines	Espèces vulnéraires Espèces diurétiques
HYDROOLITES	Hydro-Pelle de Gentiane Hydro-Pelle de Saponaire Hydrolisme d'Acétate de Plomb Hydrolisme de Sulfate de Zinc Hydro-Enérite de Guimauve Hydro-Enérite de Lin	Tisane de Gentiane Tisane de Saponaire Eau de Goulard Lotion de Sulfate de Zinc Lavement de Guimauve Lavement de Lin
SACCHAROLITES	Saccharolite amandé Saccharolite de Gomme	Émulsion d'Amandes Solution de Gomme sucrée
MUCOLITES	Mucolite de Lin Mucolite de Gomme	Mucilage de Lin Mucilage de Gomme
OPOLITES	Opolite de Cresson Opolite de Chicorée	Suc de Cresson Suc de Chicorée
PULPOLITES	Pulpolite de Casse Pulpolite d'Abricots	Pulpe de Casse Pulpe d'Abricots

www.ingramcontent.com/pod-product-compliance
Ingram Content Group UK Ltd.
Pitfield, Milton Keynes, MK11 3LW, UK
UKHW020148220726
13923UKWH00001B/425